Kalashatra Govinda

Quanten Yoga

Im Einklang mit der
Matrix durch einfache
und heilsame Übungen

IRISIANA

Inhalt

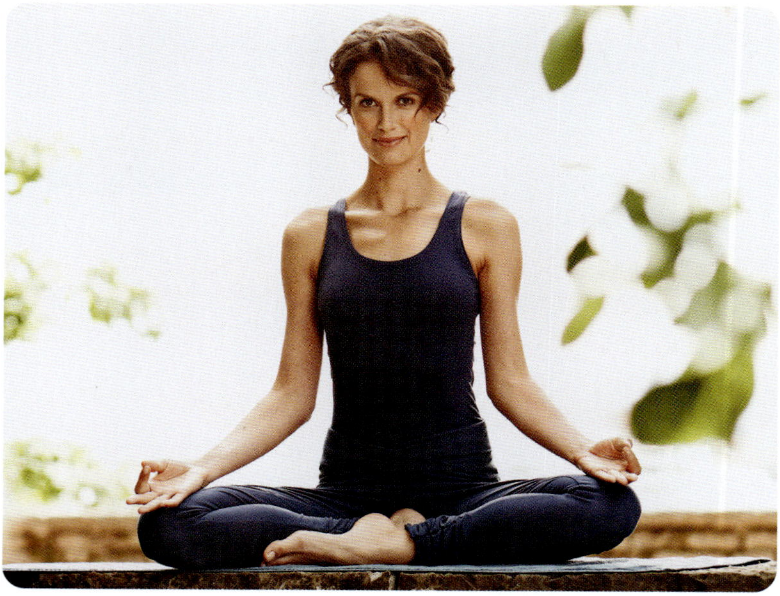

Beim Quanten-Yoga treten Sie in Kontakt mit dem reinen Bewusstsein und setzen auf der niedrigsten energetischen Ebene einen Heilungsimpuls.

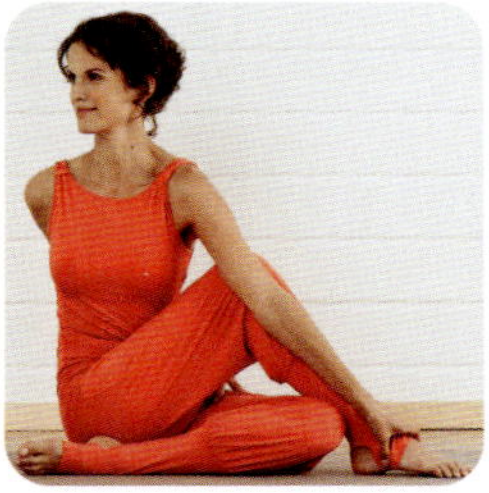

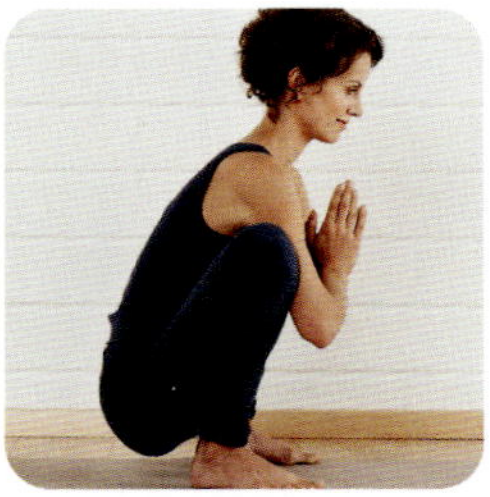

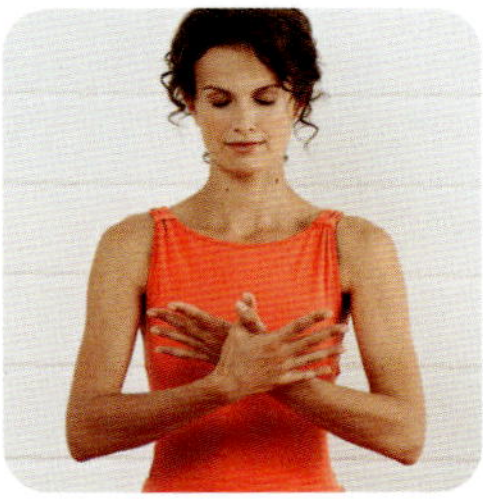

Mit Quanten-Yoga verbessern Sie Ihre Organ- und Geistesfunktionen, lindern Beschwerden und beseitigen Energieblockaden.

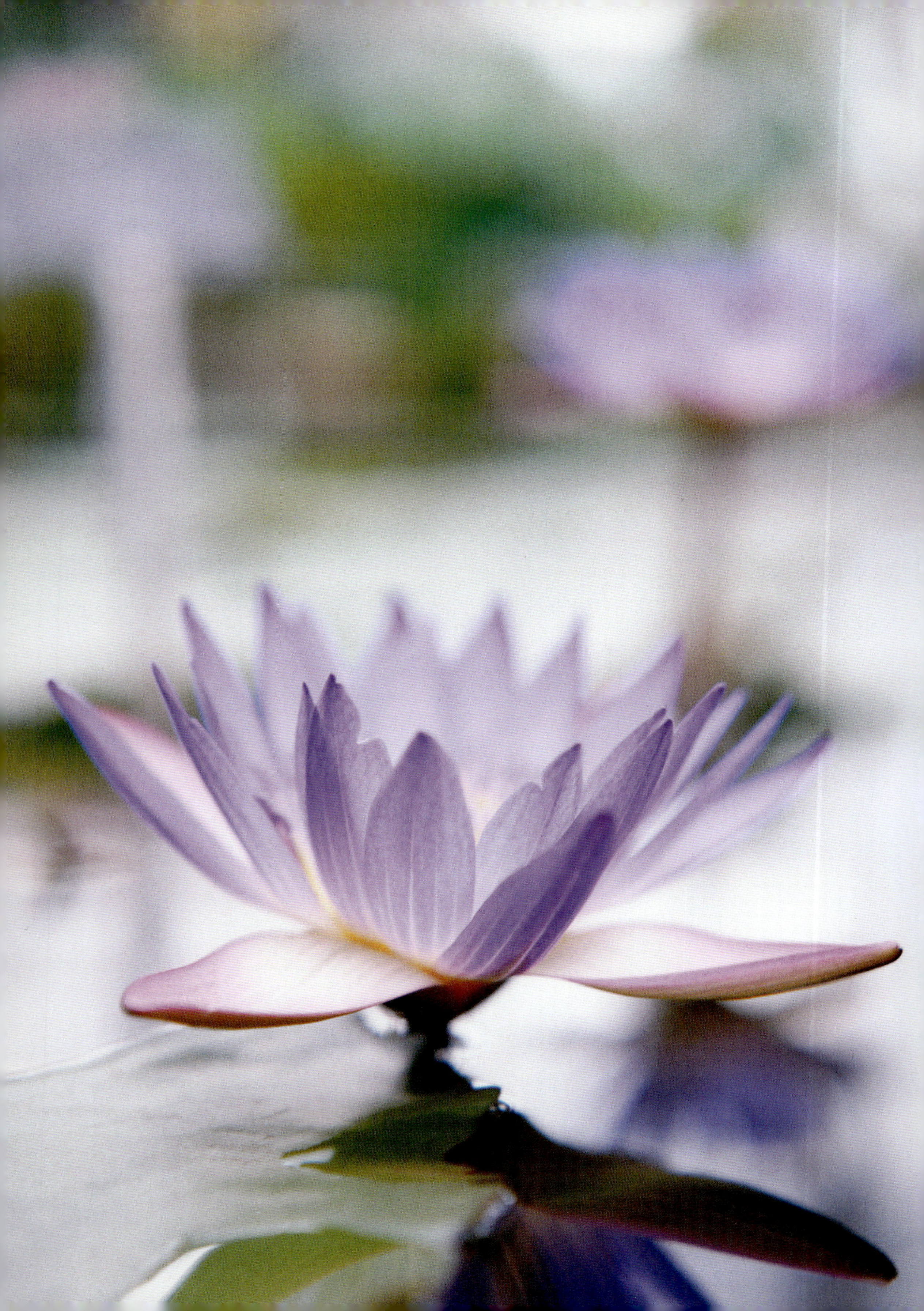

Gestern, heute, morgen

Wissenschaftliches Denken und mystische Einsichten

Als der indische Gelehrte Patanjali das Yogasutra, den Ursprungstext des Yoga, aufschrieb, gab es nur Spekulationen darüber, wie die Welt aufgebaut ist. Weder existierten Mikroskope noch Teilchenbeschleuniger und auch keine Wissenschaft im heutigen Sinn. Doch es gab etwas anderes: tiefe, mystische Einsichten. Die gab es immer und gibt es auch heute noch.

Von manchen wissenschaftlich gebildeten Menschen – aber keineswegs von allen! – werden mystische Erfahrungen als Illusion, Selbsttäuschung, Symptom einer seelischen Erkrankung oder gar als Scharlatanerie abgetan. Das ist ein bedauerlicher Irrtum. Doch er ist in gewisser Weise verständlich, da es ja in der Tat Illusionen, Selbsttäuschung, Psychosen und Scharlatane gibt. Und es ist nicht so einfach, authentische spirituelle Erfahrungen von unechten zu unterscheiden. Denn mystische Einsichten haben gegenüber wissenschaftlichen Erkenntnissen einen großen Nachteil: Man kann sie nicht ohne Weiteres klar und objektiv belegbar vermitteln. Nun hat freilich auch die wissenschaftliche Einsicht Nachteile: Sie zergliedert und verliert dabei oft wichtige Zusammenhänge aus dem Auge; man benötigt immer komplexere Geräte, um zu Erkenntnissen zu finden, und vor allem haben die Erkenntnisse oft wenig mit dem Wesentlichen – dem, was uns Menschen wirklich bewegt – zu tun.

Wissenschaftliches Denken und mystische Einsichten haben sich mittlerweile so weit angenähert, dass sie sich an manchen Stellen schon berühren – eine spannende Zeit!

Annäherung von Mystik und Wissenschaft

Wir leben heute in einer spannenden Zeit: Das relativ neue wissenschaftliche Denken und das mystische Sehen haben sich so weit angenähert, dass sie sich schon an manchen Stellen berühren. Und das bedeutet konkret: Mystische Einsichten sind nicht mehr ausschließlich auf Vertrauen und Hoffnung, auf langjährige Versenkung oder spontane Erleuchtung angewiesen, sondern können in ihrem Kern wissenschaftlich verstanden werden. Die Vorteile, die wir dadurch haben, sind kaum zu überschätzen. Indem sich Mystik und Wissenschaft endlich wieder umarmen, kehrt ein innerer Frieden ein, der vor langer Zeit verloren ging. Der Kampf zwischen Glaube und Wissenschaft kommt langsam zu einem Ende. Wir haben heute die Chance, auf allen Ebenen Erkenntnis zu erlangen, unsere Erkenntnis auszudehnen und von der kalten Technik zu einer warmen »Bewusstseinstechnologie« zu gelangen.

Upanishaden und Quantenphysik

Patanjali und Heisenberg, die über 2000 Jahre alten Upanishaden des Hinduismus und die moderne Quantenphysik, weisen erstaunliche Parallelen auf. Natürlich sind die Worte, die die beiden Denker benutzt haben, erst einmal völlig verschieden – so scheint es jedenfalls:

»Die Gottheit verbirgt sich in jedem Lebewesen, dennoch durchdringt sie alles und ist das innerste Wesen in Allem. Sie vollbringt jede Arbeit und hat ihre Wohnstatt in Allem. Sie ist das bezeugende Bewusstsein, formlos und unsterblich [...] Daher sagt man, dass wir sind, was unser Begehren ist. Wie unser Begehren ist, ist unser Wille. Wie unser Wille ist, sind unsere Handlungen. Wie wir handeln, werden wir.« *(Upanishaden)*

»Alle Elementarteilchen sind aus derselben Substanz, aus demselben Stoff gemacht, den wir nun Energie oder universelle Materie nennen können; sie sind nur verschiedene Formen, in denen Materie erscheint [...] Die Energie ist tatsächlich der Stoff, aus dem alle Elementarteilchen, alle Atome und daher überhaupt alle Dinge gemacht sind, und gleichzeitig ist die Energie auch das Bewegende.«

(Werner Heisenberg)

Der Nobelpreisträger Werner Heisenberg (1901–1976) gehörte zu den bedeutendsten Physikern des 20. Jahrhunderts. Die von ihm formulierte Unschärferelation stellt eine grundlegende Aussage der modernen Quantenmechanik dar.

So unterschiedlich die beiden Texte sind, so haben sie doch irgendwie denselben Klang. Und das täuscht nicht. Die philosophischen Lehren des alten Indien und die physikalischen Lehren der neuen Zeit gelangen beide zu einem Punkt, der ganz entscheidend ist: die Bedeutung des Bewusstseins. Beide, Upanishaden und modernste Physiklehrbücher, sagen: Das Bewusstsein formt die Welt. Alles ist mit allem verbunden.

Diese uralten Weisheiten der heiligen indischen Schriften tauchen genauso in der Quantenphysik auf. Damals war es eine spirituelle Gewissheit, dass alles eins ist. Heute kann die Wissenschaft zeigen, dass tatsächlich alles Energie ist.

Yoga, der uralte Weg zu einem höheren Bewusstsein, und die Quantenheilung mit ihrem Weg zum reinen Bewusstsein: zwei Wege, die doch auf überraschende Art und Weise zu denselben Gedankengängen und Einsichten führen und sich gegenseitig befruchten können.

Ein neuer Weg

Es ist kein Zufall, dass die Parallelen zwischen der neuen Physik, der alten indischen Philosophie und der Heilkunst von einem Inder bekannt gemacht wurden, der Arzt für Ayurveda (indische Medizin) und Endokrinologie ist, sich mit Quantenphysik befasst und in Kalifornien lebt. Diese Mischung aus unterschiedlichen Zeiten, Kulturen und Denkweisen war offenbar genau das, was nötig war, um einen Paradigmenwechsel einzuleiten. Jedenfalls war Dr. Deepak Chopra einer der Ersten, die auf die Idee kamen, dass man »Wunderheilungen« oder Heilen durch Handauflegen mit den Erkenntnissen der Quantenphysik erklären könnte. Bei einer Konferenz erläuterte er mir: »Jeder von uns ist ein lokales Energie- und Informationsfeld, das durch kybernetische Regelkreise innerhalb eines nicht-lokalen Energie- und Informationsfeldes interagiert.«

Die wissenschaftliche Sprache täuscht ein wenig darüber hinweg, dass diese Einsicht bis aufs Kleinste dem entspricht, was indische Philosophen schon vor 2500 Jahren lehrten: Wir alle sind Energie und Bewusstsein, und alles ist mit allem verbunden.

Mit der Quantenphysik und den Welle-Teilchen-Experimenten wurde die Erkenntnis »salonfähig«, dass unser Bewusstsein die Realität formt.

Diese Erkenntnis ist wichtig und interessant. Und es ist sehr interessant, dass alte Weisheit und neue Physik zu den gleichen Aussagen kommen. Doch noch viel interessanter ist, dass diese neuen Erkenntnisse konkrete Auswirkungen auf die Auffassung von Realität und auf die Vorstellung von Gesundheit und Krankheit haben.

Kurz zusammengefasst ist es diese Erkenntnis: Wir sind alle Energie. Das Bewusstsein beeinflusst physikalische Vorgänge auf der Quantenebene. Folglich beeinflusst das Bewusstsein die Realität. Das Bewusstsein bestimmt also unser physisches und psychisches Sein.

Verbindung zum reinen Bewusstsein

Nachdem immer deutlicher wurde, dass die Quantenphysik und die alte Philosophie Indiens zahlreiche Berührungspunkte aufweisen, begannen sich Heiler zunehmend mit der Quantenheilung zu befassen. Nicht selten werden bestimmte Entwicklungen plötzlich ganz unabhängig voneinander von mehreren Personen gleichzeitig vorangetrieben, wenn die Zeit dafür reif ist.

Fünf Kernsätze, die Quantenphysik und Mystik verbinden

Die fünf wichtigsten Kernsätze, die Quantenphysik und mystische Erkenntnis als Geschwister kennzeichnen, sind die folgenden:

1. Es gibt keine Realität, die vom Beobachter unabhängig ist. Dieser Satz ist geradezu ein Fundamentalsatz der Quantenphysik – und erstaunlicherweise auch ein zentraler Satz der alten Weisen. Es gibt also in Wirklichkeit kein »Innen / Ich« und »Außen / Welt«. Dies ist lediglich eine Illusion.

2. Wie wir die Realität wahrnehmen, ist gelernt. Das ist auf den ersten Blick sehr schwer zu verstehen. Doch ist es genau das, was die moderne Physik und die alten Weisheitslehren erkannt haben: Es gibt keine »objektive« Realität, sondern nur Sichtweisen. Das aber bedeutet: Wenn wir umlernen, können wir auch die Realität verändern.

Eine objektive Realität gibt es nicht. Sie ist untrennbar mit dem Bewusstsein verbunden. Das bedeutet aber auch, dass wir sie verändern können.

3. Bewusstsein und Körper sind eins. Wenigstens diese Erkenntnis ist inzwischen fast schon Allgemeingut geworden, auch und gerade in der neueren Medizin. Wenn alles Energie ist, ist es kaum sinnvoll, die materielle Form (den Körper) von der immateriellen Form (dem Bewusstsein) zu trennen. Es ist nicht nur künstlich, sondern unnötig. Und manchmal ist es nicht nur unnötig, sondern sogar schädlich.

4. Körperliche Abläufe, also biochemische Vorgänge, sind durch das Bewusstsein veränderbar. Diese Erkenntnis war Yogameistern schon seit je bekannt – auch wenn sie natürlich nichts von biochemischen Abläufen wussten. Wissenschaftler hingegen kannten einzelne biochemische Vorgänge – doch heute erkennen und verstehen Wissenschaftler, wie das Bewusstsein Einfluss auf diese Vorgänge nehmen kann; und die Medizin beginnt, sich danach auszurichten.

5. Alles ist Bewusstsein. Alle Religionen sprechen davon, dass es irgendeine Form eines universalen Bewusstseins gibt. Durch die Berührung von moderner Physik und altem spirituellem Wissen ist es heute nicht nur unser Gefühl, das zustimmt, sondern auch unser Verstand. So werden wir eins mit uns und eins mit der Welt.

Dr. Kinslow, ein Physiotherapeut aus Florida, USA, entwickelte die sogenannte Zwei-Punkt-Methode: Zwei unterschiedliche Körperstellen – eine gesunde und eine erkrankte – werden gleichzeitig im Bewusstsein gehalten; das Bewusstsein taucht ins »Eu-Gefühl« ein – so nennt Kinslow das angenehme Gefühl, das sich beim Kontakt mit dem reinen Bewusstsein einstellt –, ein Harmonieimpuls wird auf die Quantenebene vermittelt, und durch die Harmonisierung der Quantenebene tritt eine sich von der untersten Energieebene ausbreitende Welle der Heilung auf. Andere Heiler, etwa Richard Bartlett oder die Chinesin Fei Long, haben ähnliche Konzepte entwickelt.

Zur Durchführung einer Quanteneinstimmung brauchen Sie keine Vorkenntnisse und keine besonderen Fähigkeiten, bzw. – anders formuliert – Sie besitzen die Fähigkeit bereits.

Eine Fähigkeit, die jeder hat

Das unglaublich Verblüffende an der Quantenheilung oder – allgemeiner und ergebnisoffener formuliert – der Quanteneinstimmung, besteht u.a. darin, dass jeder eine Quanteneinstimmung durchführen kann. Und das bedeutet nicht, dass man sich dafür besonders anstrengen oder die Methode jahrelang studieren müsste – es kann tatsächlich jeder auf Anhieb eine Quanteneinstimmung in Gang setzen. Ohne eine Diagnose zu stellen, ohne ein Studium zu absolvieren, ohne sich jahrelang in Meditation oder anderen Techniken zu üben, ohne besondere Fähigkeiten oder ungewöhnliche innere Kräfte zu besitzen. Und selbstverständlich ist es nicht notwendig, das quantenphysikalische Konzept sich überlagernder Wahrscheinlichkeiten, deren Wellenfunktion vom Bewusstsein zum Kollabieren gebracht wird, auch nur ansatzweise zu verstehen oder überhaupt zu kennen – diese Zusammenhänge kannten die Heiligen, Auserwählten und Rishis, die die Quanteneinstimmung bereits vor Jahrtausenden intuitiv einsetzten, natürlich auch nicht. Wirklich jeder kann eine Quanteneinstimmung in Gang bringen. Sie können das auch!

Kontakt zum reinen Bewusstsein

Eine Quantenheilung läuft so ab, wie Heilungen schon vor Tausenden von Jahren abliefen. Der Leidende sitzt oder steht. Dann kommt der Heiler und legt ihm die Hände auf. Erst scheint nichts zu geschehen – doch dann fällt der Kranke plötzlich um, ist dabei aber ganz munter, und sein Leiden hat sich gebessert.

Auch wenn die Quantenheilung auf den ersten Blick wie eine Energieübertragung, wie »Handauflegen«, aussieht, ist sie doch etwas völlig anderes: Bei der Quanteneinstimmung fließt nämlich keine heilende Energie vom »Heiler« zum Leidenden. Der Heiler heilt nicht wirklich, er stellt nur den Kontakt zum reinen Bewusstsein her und gibt dort durch seine Intention und die beiden Berührungspunkte einen harmonischen Impuls, der sich dann – manchmal innerhalb von Sekunden, manchmal erst nach Tagen – im Körperlichen manifestiert. Es ist Heilung eingetreten. Ohne besondere Kräfte, ohne Erfahrung, ohne Diagnose.

Dies gibt natürlich zu allerlei Spekulationen Anlass. Heilten Jesus, Buddha und andere Rishis und Siddhas durch die Quantenenergie? Welche der charismatischen Heiler der Vergangenheit nun durch Energieübertragung und welche durch eine (unbewusste) Quanteneinstimmung geheilt haben, können wir heute kaum noch feststellen. Gelegentliche Hinweise bietet jedoch die Überlieferung: War der Heiler nach einem Handauflegen erschöpft, handelte es sich höchstwahrscheinlich um bewusst übertragene Energie auf den Kranken. War der Heiler eher angeregt und fühlte sich selbst nach der Heilung wie geheilt, trat die Genesung mit größter Wahrscheinlichkeit durch eine Quanteneinstimmung ein. Denn bei einer Quantenheilung geht der »Heiler« ohne jede Mühe und Anstrengung vor. Die Heilung geschieht ganz von selbst, sobald die Verbindung mit dem Urgrund hergestellt ist.

Bei der Quanteneinstimmung fließt keine Energie vom Heiler zum Leidenden – die Heilung findet durch den Kontakt zum reinen Bewusstsein statt.

Höhere Mathematik

Die Verbindung zwischen Quantenereignissen und Bewusstsein ist eine experimentell bestätigte Tatsache. Der Einfluss des menschlichen Bewusstseins hat sich in physikalischen Versuchen gezeigt. Um die höhere Physik in wissenschaftlicher Sprache zu beschreiben, ist eine hochkomplexe Mathematik vonnöten, die nur Experten verständlich ist – und zwar in einem solchen Ausmaß, dass der englische Astronom Arthur Stanley Eddington auf die Frage, ob es denn stimme, dass nur drei Menschen auf der Welt Einsteins Relativitätstheorie wirklich verstünden, erst zögerte und dann sagte: »Ich überlege, wer der Dritte sein könnte.«

Und die Quantentheorie ist nicht einfacher. Der Nobelpreisträger Richard Feynman wurde gefragt, ob die obige Anekdote wahr sei. Er antwortete: »Ich kann nicht abschätzen, ob dem so ist, aber ich kann Ihnen versichern, dass es auf der Welt niemanden gibt, der die Quantenphysik versteht.« Selbst wenn beide Geschichten etwas übertrieben sind und die Quantenphysik zu einer der grundlegenden Theorien der modernen Physik geworden ist, steht fest: Die Mathematik dahinter zu verstehen, ist gewiss nicht leichter, als die Aussagen von Mystikern nachzuvollziehen.

Unser Bewusstsein formt die Welt

Das Wesentliche aber können wir verstehen: Auf der untersten Ebene des Seins liegt eine schöpferische Energie, aus der alles andere entspringt. Und diese Ebene, die Quantenebene, unterliegt Gesetzen, die sich dem rein logischen Verständnis entziehen, dagegen aber dem, was Erleuchtete aller Zeiten sagten, verblüffend ähneln.

Die kleinsten Teilchen der Materie, die Quanten, verhalten sich manchmal tatsächlich wie Teilchen, ein anderes Mal aber auch wieder wie Wellen. Welches Verhalten sie zeigen, hängt allein von der Beobachtung, also vom Bewusstsein ab. Das ist schnell gesagt; doch denken Sie bitte einmal darüber nach, welche Umwälzung des wissenschaftlichen Weltbilds dies darstellt! Vor der Quantentheorie dachte man – und so denken die meisten Menschen, ob wissenschaftlich gebildet oder nicht, auch heute noch –, dass es eine objektive Welt gibt und dass das Bewusstsein nur eine beobachtende, passive Rolle einnimmt. Philosophen, nicht nur in Indien, haben das schon oft bezweifelt – doch waren es eben Intuitionen oder Spekulationen, an die man glauben konnte oder nicht. Heute sind die Dinge, die die alten Weisen andeuteten, aus dem Bereich des Glaubens gehoben. Heute wissen wir, dass es tatsächlich so ist.

Heute wissen wir: Unser Bewusstsein formt die Welt, und die Welt formt unser Bewusstsein. Wir und das Universum sind untrennbar.

Einfluss auf allen Ebenen

Wenn von Quantenheilung die Rede ist, geht es meist um Gesundheit. Das ist jedoch nur ein kleiner Ausschnitt aus der Wirklichkeit. Letztlich formt unser Bewusstsein jeden Aspekt der Realität – unsere Gesundheit, unsere spirituelle Entwicklung, unser Denken, Fühlen und Handeln und auch die Dinge, die uns »zufällig« zu widerfahren scheinen.

Eine weitere faszinierende Erkenntnis ist, dass es eine nicht-ortsgebundene Verbindung von Quanten gibt. Das bedeutet: Quanten können miteinander »verschränkt« sein. Und das wiederum bedeutet, dass sich eine Beeinflussung eines Quants, unabhängig vom Abstand oder der Möglichkeit irgendeiner Verbindung, direkt auf seinen verschränkten Zwilling auswirkt. Die Grenzen von Raum und Zeit und Logik sind in der Quantenwelt nicht von Bedeutung.

Verblüffend – und verblüffend einfach

Nun fragen Sie sich vielleicht, was das alles mit Heilung zu tun hat. Ich werde versuchen, das zu erklären – doch behalten Sie im Auge, dass es gar nicht so wichtig ist, alles mit dem Verstand zu erfassen. Es ist nur hilfreich.

Quantenheilung ist ein prinzipiell uraltes Konzept – doch erst heute verstehen wir, wie das Bewusstsein heilen kann. Und das ist erstens äußerst verblüffend und zweitens verblüffend einfach.

Quantenheilung findet statt, wenn man eine Verbindung zwischen einer Intention – einer Heilungsabsicht – und dem reinen Bewusstsein herstellt. Das reine Bewusstsein ist der Zustand »zwischen zwei Gedanken«. Wie bereits erwähnt (siehe S. 10), ist die unterste Ebene des Seins, die Quantenebene, mit dem Bewusstsein verbunden – Bewusstseinsinhalte beeinflussen das physikalische Verhalten der Quanten. Die Welt wird dementsprechend vom Bewusstsein bestimmt. Immer schon. Doch dies findet in der Regel ganz ungerichtet statt. Alle möglichen Ideen, Wünsche, Vorstellungen, Entscheidungen wirken. Das Ergebnis ist die Welt, wie wir sie eben sehen.

Doch auch das Bewusstsein hat eine unterste Ebene, der alles entspringt: das reine Bewusstsein. Dieses Bewusstsein ist frei von all den oberflächlichen Gedanken, Gefühlen und Absichten. In ihm spiegelt sich der Gesamtzustand des Menschen. Da das reine Bewusstsein direkt die Vorgänge auf der Quantenebene bestimmt, bewirkt eine klare Intention des Bewusstseins, dass sich diese Intention auf die Quantenebene überträgt und die Realität verändert. Und da jeder Mensch diese Verbindung zum reinen Bewusstsein hat, verfügt auch jeder über die Möglichkeit, die Wirklichkeit zu formen!

Das reine Bewusstsein ist ein Zustand der positiven Leere, in der alle Möglichkeiten bereits angelegt sind. Durch den Kontakt zum reinen Bewusstsein verändern wir die Realität.

Eine stets heilsame Wirkung

Indem Sie mit einer Intention eine Verbindung zur Quantenebene herstellen, die mit dem reinen Bewusstsein in Wechselwirkung steht, werden Sie zum aktiven Gestalter Ihres Schicksals. Doch wie funktioniert das? Warum ist eine Quanteneinstimmung immer positiv und hat niemals negative Wirkungen? Wir könnten ja auch schlechte Absichten haben.

Stellen Sie sich die Quantenebene wie ein Wasserreservoir vor. Sie können nun dieses Wasserreservoir anzapfen – das entspricht dem Kontakt des reinen Bewusstseins mit der Quantenebene. Durch Ihre Absicht, Ihre Intention, bestimmen Sie, wohin das Wasser fließt. Doch das Wasser wird immer an den niedrigsten Punkt fließen und Senken füllen. Wohin auch immer Sie das Wasser leiten, es wird nie aufwärts fließen, sondern stets einen Weg nehmen, der Niveauunterschiede ausgleicht – und so kann eine Quanteneinstimmung nie negativ wirken. Sie wird stets zu einem Ausgleich, zu mehr Harmonie führen.

Ihr Bewusstsein bestimmt also die Richtung – doch die Naturgesetze haben zur Folge, dass die Wirkung der Quanteneinstimmung immer heilsam ist. Das bedeutet mitunter auch, dass die Auswirkungen einer Quanteneinstimmung sehr überraschend sein können – dass auf den ersten Blick gar nicht klar ist, wie die Intention dadurch verwirklicht wurde.

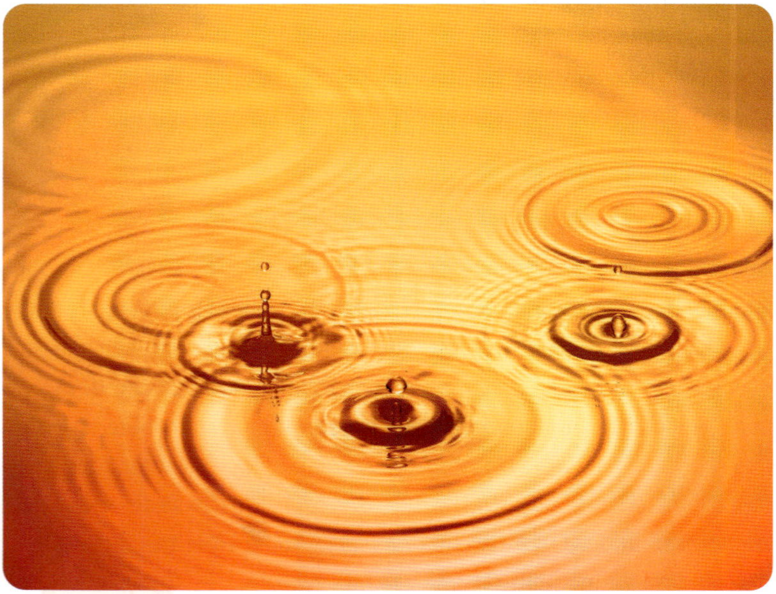

Infolge der Naturgesetze wirkt die Quanteneinstimmung immer positiv, nie negativ. Sie können also nichts »falsch« machen.

Quanten-Yoga – ein Yoga für unsere Zeit

Je mehr ich mich mit der Quantenheilung befasste, desto klarer wurde mir, dass das zugrunde liegende Prinzip auf eine hocheffektive Art und Weise mit Yoga verbunden werden sollte. Denn Yoga führt direkt zu dem Zustand, den wir reines Bewusstsein nennen – zu jenem Zustand, der gemeinsam mit einer Intention die Quanteneinstimmung in Gang setzt. Doch die ersten Schritte zum Quanten-Yoga unternahm ich gar nicht von der Quantenheilung aus – von dort kam schließlich der letzte, entscheidende Impuls. Schon vorher war mir bei meiner Arbeit mit den Chakras und der Aura aufgefallen, dass unter bestimmten Umständen eine einzige Übung ausreicht, um selbst schwerwiegende Probleme aufzulösen. Das war insbesondere dann der Fall, wenn ich mit Chakra-Yoga und Affirmationen arbeitete.

Heute weiß ich, dass die Heilerfolge dann besonders effektiv waren, wenn die Affirmation fest im Bewusstsein verankert wurde, eine Asana (Yogastellung) den betreffenden Bereich aktivierte und direkt anschließend eine Meditation durchgeführt wurde, die den Übenden mit dem reinen Bewusstsein verband.

Durch Yogaübungen können wir direkt Kontakt mit dem reinen Bewusstsein aufnehmen – die Verbindung von Yoga und Quanteneinstimmung ist dementsprechend sehr effektiv.

Nur was in diesen Fällen wirklich geschah, war mir nicht klar. Manchmal war der Erfolg geradezu erstaunlich – und dann wieder passierte nur wenig, oder es ging nur langsam voran, wie es bei Yoga zu erwarten ist. Yoga ist keine Methode, um schnelle Heilung herbeizuführen, auch wenn es langfristig äußerst heilsam für Körper, Seele und Geist ist. Doch als ich dann auf das Prinzip der Quanteneinstimmung traf, wurden mir die Zusammenhänge schlagartig klar.

Yoga – Übungs- und Lebensweg

Yoga ist ein uraltes, bewährtes System. Um Yoga zu praktizieren und gute Fortschritte zu machen, bedarf es regelmäßiger Übung, am besten täglich, und – wenn man wirklich vorankommen will – mindestens einer Stunde Übungszeit. Vor allem für Menschen im Westen, die in der Regel einen ganz anderen Lebensrhythmus haben, einer geregelten Arbeit nachgehen und in ihrem Alltag wenig spirituelle Anregung haben, ist es nicht leicht, Yoga so intensiv zu üben, wie es für eine ganzheitliche Entwicklung notwendig wäre. Zudem wird im Westen Yoga leider sehr oft auf die Asanas, die Yogastellungen, reduziert. Das ist zwar ein Anfang, geht oft aber nicht sehr weit über bloße Gymnastik hinaus.

Die Asanas haben gegenüber rein gymnastischen Übungen natürlich Vorteile: Sie regen den Energiefluss an und aktivieren die Chakras. Wenn dann noch andere Elemente hinzukommen, vor allem Meditation und Atemtechniken, beginnt Yoga erst, seine ganze Kraft zu entfalten. Obwohl Yoga im Westen mittlerweile sehr populär ist, wird es jedoch selten als Lebensweg geübt.

Wir leben aber nun einmal in einer bestimmten Zeit und Kultur, und zu Recht haben schon manche kluge Menschen Zweifel angemeldet, ob es sinnvoll ist, einen Übungsweg aus einer ganz fremden Kultur einfach zu übernehmen. Yoga ist jedoch so wertvoll, dass es auch dann große Vorteile bringt, wenn es nur in Teilen und unzureichend geübt wird.

Quanten-Yoga eignet sich auch für Menschen, die in ihrem Alltag wenig Zeit für Übungen haben. Es bedarf keiner langen Vorbereitung und ist dennoch sehr effektiv.

Das Besondere am Quanten-Yoga

Wenn es schon schwierig ist, Yoga ausreichend zu üben – ist Quanten-Yoga dann nicht noch schwieriger? Nein, im Gegenteil: Quanten-Yoga ist eine Methode, die gerade für die westliche Kultur und für unsere heutige Zeit hervorragend geeignet ist. Quanten-Yoga ist sehr einfach und bedarf keiner langjährigen Übung. Das Verhältnis von Übungszeit zu Wirkung ist beim Quanten-Yoga ideal.

Das liegt daran, dass wir bei einer Quanten-Yoga-Sitzung nicht unspezifisch das Gesamtsystem – also Körper, Seele und Geist – anregen, sondern mithilfe der bewussten Intention das aktuelle Problem ansprechen und gleichzeitig mit der gezielten Aktivierung des Pranaflusses durch Pranayama (Atemkontrolle) und Asana auch unbewusste Aspekte auf die Quantenebene übertragen. Die Quantenebene wird durch den Bewusstseinskontakt in harmonische Schwingung versetzt, die sich dann ausweitet und Körper, Seele und Geist durchdringt.

Quanten-Yoga ist in gewisser Weise eine ganz neue Form von Yoga. Und diese Form hat einige außergewöhnliche Vorteile:

- Kurze Übungszeit, große Wirkung
- Kurze Lernphase
- Einfache Durchführung

Harmonisierung auf Quantenebene

Quanten-Yoga ist eine extrem komprimierte Form des Yoga, die Körper, Seele und Geist auf der Quantenebene harmonisiert. In einer Welt, die von Stress und Terminkalendern geprägt ist, bringt Quanten-Yoga Heilung im Einklang mit dem alltäglichen Lebensrhythmus.

- Gezielte Wirkung bei Problemen und Problemkreisen
- Sich ausweitende Wirkung auf die gesamte Gesundheit
- Förderung der spirituellen Entwicklung

Eins tun und das andere nicht lassen

Erwähnt werden sollte allerdings, dass Quanten-Yoga das klassische Yoga nicht ersetzt. Yoga ist ein spiritueller Weg. Um die Seele vollständig zu befreien, um ganz und gar eins mit sich und dem Universum zu werden und im Zustand des Samadhi (der Erleuchtung) zu verweilen, ist es nötig, den Weg zu gehen.

Wenn Sie können, sollten Sie unbedingt beide Yogaformen – Quanten-Yoga und das klassische Yoga – praktizieren. Denn Yoga ist nicht nur ein Übungs-, sondern auch ein Lebensweg.

Es ist so, als ob Sie ein Land erkunden und in seiner ganzen Vielfalt verstehen wollten. Eine kurze Urlaubsreise vermittelt Ihnen schon wichtige Eindrücke, eine lange Reise gewährt Ihnen tiefere Einblicke; doch erst wenn Sie jahrelang in einem Land leben, seine Sprache lernen, Freundschaften schließen und dabei stets einen offenen Geist bewahren, werden Sie zu einem wirklichen Kenner des Landes, das Land wird vielleicht sogar zu Ihrer zweiten Heimat.

Wenn Sie jedoch z. B. einen Geschäftstermin in einer Stadt dieses Landes haben, ist es andererseits wichtiger, dass Sie schnell dorthin gelangen. Auch dafür gibt es unterschiedliche Möglichkeiten. Doch wenn Sie die Wahl hätten, wären ein Privatjet, ein Dolmetscher und ein Experte, der Sie unterwegs nach den neuesten Methoden in Sitten und Gebräuchen sowie in Geschichte und Geografie des Landes unterrichtete, sicherlich nicht schlecht.

Und dies ist der Unterschied zwischen dem spirituellen Weg des klassischen Yoga und Quanten-Yoga: Natürlich können Sie nicht in wenigen

Minuten all das erreichen, was Sie durch lebenslange, intensive Übung von Yoga erreichen können. Doch auf der anderen Seite können Sie mit Quanten-Yoga Ihre aktuellen Schwierigkeiten schnell auflösen und ganz »nebenbei« durchaus auch spirituelle und seelische Fortschritte machen. Vermutlich ist diese Möglichkeit Ihrem Leben angemessener. Überdies schließen sich Quanten-Yoga und der klassische Weg natürlich nicht aus, sondern können sich sogar hervorragend ergänzen.

15 Minuten für die Selbstheilung

Der Ablauf einer vollständigen Quanten-Yoga-Sitzung dauert tatsächlich lediglich 15 Minuten! Dabei werden stets drei Schritte sowie eine kurze Vorbereitung durchgeführt:

- **Vorbereitung** – das Problem bestimmen
- **Erster Schritt:** Quanten-Yoga-Pranayama – eine spezifische Atemübung
- **Zweiter Schritt:** Quanten-Yoga-Asana – eine spezifische Yogastellung
- **Dritter Schritt:** Quanten-Yoga-Meditation – eine spezifische Mudra-Meditation

Sehr wichtig für den Erfolg einer Quanten-Yoga-Sitzung ist es, sich des eigentlichen Problems bewusst zu werden und die passende Heilabsicht zu formulieren.

Vorbereitung – das Problem bestimmen

Es mag banal klingen, ist aber gar nicht so selbstverständlich: Bevor Sie beginnen, ein Problem anzugehen, sollten Sie wissen, was das Problem eigentlich ist. Oft sind wir mit unseren Problemen nämlich gar nicht wirklich vertraut. Deshalb besteht die Vorbereitung für eine Quanten-Yoga-Sitzung darin, sich die Natur des Problems ins Bewusstsein zu bringen.

Natürlich werden Sie eine gewisse Vorstellung davon haben, was Sie erreichen möchten. Bei einer Krankheit möchten Sie sicherlich, dass die Krankheit verschwindet und dass Sie gesund werden. Bei einem seelischen Konflikt möchten Sie, dass der Konflikt sich löst, dass Ihre seelischen Leiden verschwinden und dass Sie sich wohlfühlen.

Vielleicht merken Sie schon, dass diese Wünsche wenig konkret und überwiegend negativ formuliert sind. Doch um Heilimpulse an die Quantenebene zu geben, ist eine genaue Vorstellung dessen, was sein soll, nötig. Und dafür wiederum müssen Sie erst einmal genau wissen, worin Ihr Problem eigentlich besteht und worunter Sie tatsächlich leiden.

Worunter leiden Sie wirklich?

Möglicherweise glauben Sie, schon eine genaue Vorstellung von Ihrem Problem zu haben. Bleiben wir beim Beispiel Gesundheit. Vielleicht hat Ihnen Ihr Arzt mitgeteilt, dass Sie arteriellen Bluthochdruck oder ein Magengeschwür haben. Dann glauben Sie, Ihr Problem sei arterieller Bluthochdruck oder ein Magengeschwür. Es wird Sie vielleicht überraschen, doch diese Aussagen sind für unsere Zwecke absolut nicht von Belang. Es sind Interpretationen, Diagnosen, die nicht sagen, worunter Sie leiden, sondern lediglich, wie Ihr Leiden klassifiziert wird bzw. welche organischen Ursachen für Ihr Leiden verantwortlich sein könnten.

Für den Erfolg von Quanten-Yoga ist es absolut unnötig, die genaue Diagnose beispielsweise eines gesundheitlichen Problems zu kennen.

Denn Sie leiden nicht unter einem Magengeschwür – Sie leiden darunter, dass Ihr Bauch schmerzt, wenn Sie etwas essen. Ein wichtiger Unterschied, denn es geht hier einzig und allein darum, worunter Sie tatsächlich leiden, was Ihr Lebensgefühl beeinträchtigt, was Ihnen körperlich oder seelisch wehtut. Wie man das als Arzt nennt, welche Hypothesen es gibt, wie dieses Leiden zustande gekommen ist – all das ist für Quanten-Yoga völlig uninteressant.

Natürlich ist eine richtige Diagnose für die Behandlung durch den Arzt oder den Heilpraktiker von allergrößter Bedeutung! Für die schul- oder alternativmedizinische Behandlung ist es selbstverständlich sehr wichtig zu wissen, ob beispielsweise die Schmerzen im Bauch von einem Geschwür, einer inneren Verletzung, von einem Säureüberschuss, von einer Allergie, von Stress oder etwas anderem herrühren. Für die Quantenheilung ist eine solche Diagnose jedoch vollkommen überflüssig. Denn bei der Heilung, die beim Quanten-Yoga eingeleitet wird, geht es darum, auf grundlegender Ebene Harmonie herzustellen – die Realität zu verändern. Und die Realität ist das, was Sie wahrnehmen, und nicht die Interpretation dessen, von dem Sie glauben, dass es der Wahrnehmung zugrunde liegt.

Bewusste Wahrnehmung

Sehen Sie also genau hin. Machen Sie sich ein Bild von Ihrem Problem. Dieses »Bild« umfasst aber nicht nur Bilder im eigentlichen Sinn, sondern vor allem Ihre Gefühle, Ihre Wahrnehmung, Ihre Gedanken.

Stellen Sie fest, wie genau sich Ihr Problem anfühlt, wie es Sie behindert, woran es Sie genau hindert, wie es Leiden verursacht. Das bedeutet nicht etwa, dass Sie sich in Ihr Leiden vertiefen sollen – Sie sollen lediglich ganz bewusst wahrnehmen, was wirklich ist.

Noch einmal zurück zum Beispiel »Magengeschwür«. Bisher sagten Sie vielleicht: »Ich habe ein Magengeschwür. Deshalb muss ich mit meiner Ernährung sehr aufpassen und Säureblocker vor den Mahlzeiten einnehmen. Wenn ich nicht aufpasse, kann es zu Komplikationen kommen. Vielleicht muss sogar operiert werden. Deshalb muss ich auch meine Ernährung umstellen.«

Nehmen Sie nun einfach einmal wahr, was ist: »Beim Essen habe ich Schmerzen im Bauch. Das ist sehr unangenehm. Ich muss daran denken, wann und was ich esse, und muss Tabletten einnehmen. Das hindert mich daran, unbeschwert mit Freunden zu essen und zu trinken.«

Wenn der Problempunkt am Körper nicht offensichtlich ist – also beispielsweise keine schmerzende Stelle vorhanden ist –, suchen Sie sich eine Körperstelle, die Ihr Problem symbolisiert.

Problempunkt und Harmoniepunkt

In einem weiteren Schritt suchen Sie sich nun einen körperlichen »Problempunkt« – was insbesondere bei seelischen Leiden nicht ganz einfach scheint. Bei körperlichen Beschwerden ist dies meist nicht so schwer – der Problempunkt befindet sich an der Stelle, an der es am meisten wehtut. Ist jedoch der ganze Körper betroffen, lässt sich kein direkter Schmerz lokalisieren, ist das Problem nicht mit Schmerzen verbunden oder handelt es sich um ein seelisches Leiden, sollten Sie nach einer Körperstelle suchen, die dieses Problem symbolisiert.

Beispielsweise leiden Sie unter Mattigkeit und körperlicher Schwäche. In diesem Fall gibt es keine Stelle am Körper, die sofort augenfällig wäre. Überlegen Sie dann, welcher Ort in Ihrem Körper am deutlichsten von dieser Schwäche »spricht«. Vielleicht ist es der Kopf, vielleicht das Knie, vielleicht der Unterbauch.

Falls Ihnen auch bei genauem Hineinhören in sich selbst kein solcher Problempunkt bewusst wird, suchen Sie intuitiv. Gleiten Sie mit der Hand über Ihren Körper; dabei werden Sie vermutlich ein Gefühl bekommen, welcher der »richtige« Punkt ist. Eigentlich gibt es keinen »richtigen« oder »falschen« Punkt – der Problempunkt ist nur der zweite Pol, der nötig ist, um ein Harmoniesignal an die Quantenebene zu übermitteln. Der andere Punkt ist der »Harmoniepunkt« – dies ist im Quanten-Yoga immer eine spezielle Mudra. Mehr darüber erfahren Sie ab Seite 25.

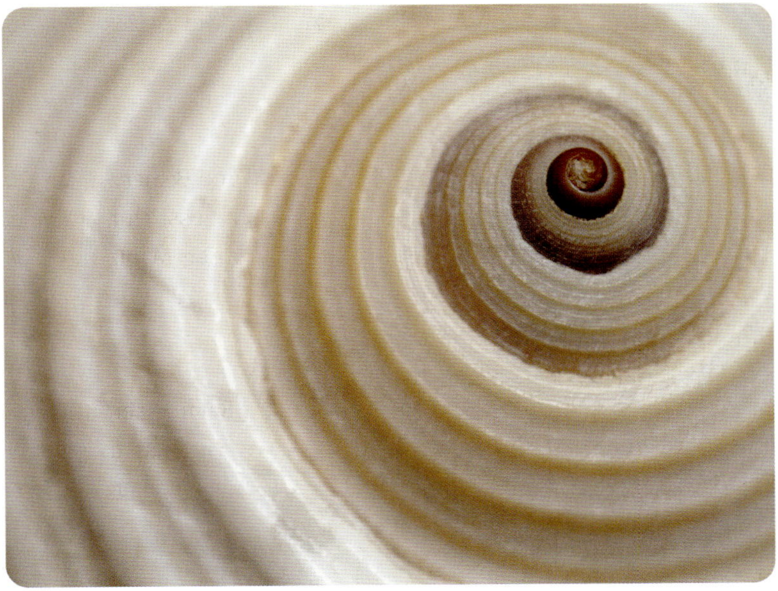

Ein wichtiger Punkt beim Quanten-Yoga ist die Visualisierung des Idealzustands, den Sie erreichen wollen. Er bestimmt Ihre Heilintention.

Die Heilabsicht – die Intention

Wenn Ihnen erst einmal wirklich klar ist, worunter Sie leiden, können Sie auch ganz klar sehen, was Sie stattdessen wollen. Und zwar in einem positiven Sinn. Sie wollen nicht einfach, dass Ihre Bauchschmerzen weg sind – das natürlich auch, doch eigentlich wollen Sie z. B. wieder unbeschwert essen und trinken und das auch genießen. In diesem positiven Ziel besteht Ihre Heilabsicht, Ihre Intention.

Diese Intention ist ein zentraler Punkt bei der Quanteneinstimmung, also auch für das Quanten-Yoga. Je deutlicher Ihr Bild vom Soll-Zustand ist, desto intensiver wird Quanten-Yoga wirken. Nehmen Sie sich also genug Zeit dafür, sich auch ein Bild von dem harmonischen Zustand zu schaffen, den Sie erreichen wollen.

Das, was im Bewusstsein als ganzheitliches Bild ist, ist die wirksame Intention. Da unser Geist jedoch gewohnt ist, auf bewusster Ebene mit Symbolen – etwa der Sprache – zu hantieren, ist es sehr sinnvoll, die Intention als kurzen, prägnanten Merksatz, ähnlich einer Affirmation, zu formulieren. Achten Sie dabei auf folgende Punkte:

- Der Satz sollte keine Verneinungen, keine Vergleiche enthalten. Statt »Ich will nicht mehr krank sein« oder »Ich will mich besser bewegen können« formulieren Sie: »Ich kann mich frei und leicht bewegen«.

- Der Satz sollte in der Gegenwartsform formuliert sein, so, als sei das Gewünschte bereits Wirklichkeit.
- Der Satz sollte so prägnant sein und Ihre Gefühle ansprechen, dass beim Sprechen sofort das innere Bild des Soll-Zustands auftaucht.

Erster Schritt – Quanten-Yoga-Pranayama

Wenn im Yoga von Prana die Rede ist, scheint es auf den ersten Blick nur um den Atem zu gehen. Prana ist jedoch mehr als nur der Atem. Der Begriff »Prana« stammt aus der Yogatradition und bedeutet kosmische Lebensenergie. Prana ist die Urkraft aller Naturerscheinungen, die subtile Energie, die die lebendige Essenz alles Stofflichen bildet.

Swami Vivekananda sagte dazu: »Alles, was Sie im Universum sehen, alles, was sich bewegt, wirkt oder lebendig ist, ist eine Manifestation von Prana. Die Gesamtheit der Energie, die sich im Universum offenbart, wird Prana genannt.«

Unter Prana versteht man in der hinduistischen Tradition die Kraft, die das Lebendige ausmacht.

Prana ist das aktive Prinzip des Lebens. Wir alle leben in einem Meer von Prana – sind Tag und Nacht von dieser universellen Lebensenergie umgeben. Tatsächlich ist der ganze Kosmos von Prana durchdrungen; seine Auswirkungen sind überall in der Natur zu beobachten.

Prana ist für alles Leben und natürlich auch für uns Menschen außerordentlich wichtig: Zum einen werden alle unsere Zellen durch Prana belebt und geschützt; zum anderen versorgt Prana auch Seele und Geist mit Energie. Während eine gute Pranaversorgung ein hohes Maß an Vitalität, Lebensfreude, Ausgeglichenheit und Gesundheit gewährleistet, führt ein Mangel schnell zu körperlichen und seelischen Problemen. Nur wenn Prana ungehindert fließen kann, sind wir körperlich und seelisch im Einklang mit dem Universum.

Auf das Bewusstsein kommt es an

Im Yoga wird viel Wert darauf gelegt, die kosmische Lebensenergie bewusst aufzunehmen und zu speichern. Die Luft, die wir atmen, ist in hohem Maß mit Prana angereichert, sofern es sich um einigermaßen »frische« Luft handelt. Daher werden Atemübungen im Yoga häufig eingesetzt, um gezielt Prana aufzunehmen. Der Sanskritbegriff »Pranayama« setzt sich aus Prana – kosmische Urenergie – und yama – Kontrolle –

zusammen. Doch bei Pranayama-Techniken geht es nur zu einem Teil um die Atmung an sich; ebenso wichtig dabei ist der richtige Einsatz des Bewusstseins.
Die Kraft der Gedanken und insbesondere die Kraft der Vorstellung sind die besten Mittel, um Prana aufzunehmen und den Pranafluss im Körper anzuregen. Die Übersetzung von Pranayama lautet nicht »Atemübungen«, wie oft vereinfachend gesagt wird, sondern »Kontrolle des Prana«. Swami Sivananda wies auf die Zusammenhänge zwischen Prana, Atmung und Bewusstsein hin, als er schrieb: »Durch Kontrolle des grobstofflichen Atems ist es möglich, das feinstoffliche Prana zu beherrschen. Beherrschung des Prana führt zur Beherrschung des Bewusstseins, das ohne Prana nicht wirken kann. Das subtile Prana ist eng mit dem Bewusstsein verbunden [...]«
Zwar kann durch die Atmung viel Prana aufgenommen werden, allerdings nur dann, wenn das Atmen von einem unbewussten in einen bewussten Prozess verwandelt wird. Mechanische Atemübungen erhöhen nur die Sauerstoffzufuhr. Durch bewusstes, meditatives Üben ist es hingegen möglich, Kontakt zu den feineren Energien aufzunehmen und diese gezielt für die eigene Entwicklung einzusetzen.

Ohne die Lebensenergie Prana kann das Bewusstsein nicht wirken. Deshalb ist Pranayama ein wesentlicher Bestandteil des Quanten-Yoga.

Wachheit und Energetisierung

Dass Pranayama ein wichtiger Teil von Quanten-Yoga ist, hat auch physiologische Gründe. Bei einer kontrollierten, langsamen Atmung werden die Sauerstoffaufnahme und die Kohlendioxidabgabe verbessert. In Studien konnte gezeigt werden, dass langsame Pranayama-Übungen einen verringerten Sauerstoffbedarf, einen ruhigeren Puls und einen niedrigeren Blutdruck erzeugen – noch wichtiger aber ist, dass eine positive Veränderung der Hirnströme stattfindet. Insbesondere werden die Theta-Wellen intensiver. Der Parasympathikus wird aktiviert, und das bewirkt Wachheit und Energetisierung.
Bei intensivem Pranayama kommt es darüber hinaus zu einer Unterbrechung des Gedankenflusses. Daher wird Pranayama auch als Vorbereitung zur Meditation eingesetzt. Es gibt also eine klare, auch wissenschaftlich belegte Wechselwirkung zwischen Atem und Bewusstsein. Im Quanten-Yoga werden wir daher eine Übungsfolge immer mit einer Pranayama-Übung einleiten, die es erleichtert, die Verbindung mit dem reinen Bewusstsein zu vertiefen.

Zweiter Schritt – Quanten-Yoga-Asana

Als zweiter Schritt wird bei Quanten-Yoga immer eine Yogastellung, eine Asana, durchgeführt. Dadurch wird die durch Pranayama eingeleitete energetische Öffnung nun auf der körperlichen Ebene fortgesetzt.
Yoga stellt ein umfassendes System mit vielen Wegen dar. In den klassischen Schriften des Yoga werden vier Hauptwege beschrieben. Was im Westen als Yoga bekannt ist, ist Hatha-Yoga, ein Teil des Raja-Yoga. Die Körperstellungen, die Asanas, durch die Yoga außerhalb Indiens so populär geworden ist, sind wiederum ein Teil des Hatha-Yoga. Der andere Teil von Hatha-Yoga ist Pranayama, die Atemkontrolle.
Sowohl die Asanas als auch das Pranayama sind keine rein körperlichen Übungen, sondern haben die Erleuchtung durch Meditation zum Ziel. Die Asanas sollen den Körper so kräftigen und mobilisieren, dass er möglichst beschwerdefrei über einen längeren Zeitraum in der Meditation verweilen kann und dass die Chakras, die Energiezentren, aktiviert werden. In der Hatha-Yoga-Pradipika, einem alten indischen Text, werden die Techniken dargelegt, die den Körper als effektives Mittel zum Erreichen der existenziellen und spirituellen Ziele des Yoga einbeziehen.

Im Yoga haben die Körperstellungen – Asanas – und die Atemkontrollübungen – das Pranayama – immer die Erleuchtung zum Ziel.

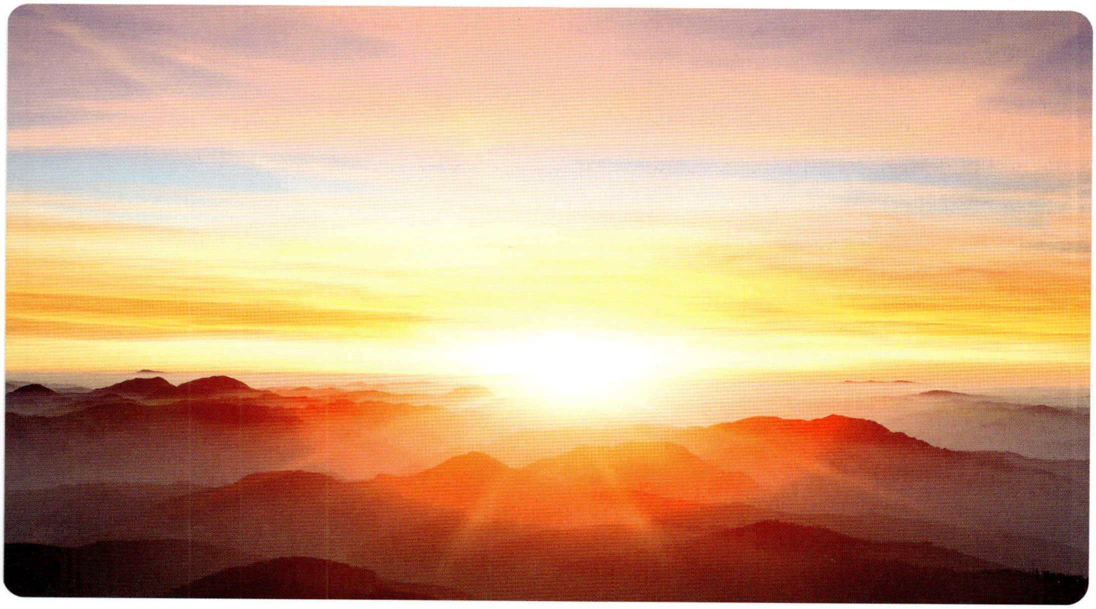

Mit Asanas den Energiefluss anregen

Im Quanten-Yoga werden die Asanas des Hatha-Yoga verwendet, um den Energiefluss zu verbessern. Dadurch wird der Kontakt mit dem reinen Bewusstsein, der essenziell für die Wirkung durch das Quantenfeld ist, erleichtert.

Für jede Quanten-Yoga-Folge werden Ihnen deshalb jeweils eine spezifische, sehr einfache, aber effektive Asana mit je zwei Variationen vorgestellt. Bei dieser Asana wird die Intention, die Heilabsicht, ins Bewusstsein gerufen, die den Harmonisierungsimpuls moduliert, der von der Quantenebene ausgeht.

Sehr schön kann man Mudras beispielsweise bei hinduistischen oder buddhistischen Skulpturen sehen: Buddha etwa hält die Hand oft in der Abhaya-Mudra, die Ermutigung ausdrückt.

Dritter Schritt – Quanten-Yoga-Meditation

Mit einer problemspezifischen Meditation wird der Impuls der Intention auf die Quantenebene intensiviert und über eine gewisse Zeit aufrechterhalten. Da die Übertragung »in dem Raum zwischen zwei Gedanken« stattfindet, ist die Vermittlung des Impulses umso intensiver, je größer dieser Raum ist. Die Quanten-Yoga-Meditation sorgt dafür, dass sich dieser Raum weitet.

Die Quanten-Yoga-Mudra

Zu dieser Meditation wird auch eine Mudra eingesetzt. Das Wort bedeutet Siegel oder Geste – wörtlich übersetzt aber das, was Freude macht. Eine Mudra ist eine Handstellung, ein fester Bestandteil der hinduistischen und buddhistischen Praxis, eine Möglichkeit, die persönliche und geistige Entwicklung zu unterstützen.

Die Mudras sind im Quanten-Yoga aus mehreren Gründen wichtig:

- Sie unterstützen die Konzentration und das Leeren des Geistes und schaffen damit den »Raum zwischen zwei Gedanken«.
- Sie unterstützen den Kontakt zum Quantenfeld.
- Sie aktivieren problemrelevante Energien.
- Die Hände bilden in der Mudra den Harmoniepunkt (siehe S. 20). Der Harmoniepunkt und der Problempunkt sind die beiden Kontaktpunkte, die die harmonische Welle auf der Quantenebene auslösen.

Jede Mudra symbolisiert einen bestimmten Bewusstseinszustand, kann diesen Zustand aber umgekehrt auch herbeiführen. Die Handstellungen

harmonisieren Körper und Seele und können somit seelische Belastungen abbauen und die Selbstheilungskräfte anregen. Die Mudras aktivieren den Energiefluss, vertiefen die Atmung, beschleunigen die innere Reinigung und bauen Nervosität oder Antriebslosigkeit ab.
Deshalb wird Ihnen bei jeder Quanten-Yoga-Meditation eine Mudra vorgestellt, die Ihre Meditation vertieft und den Kontakt zur Quantenebene erleichtert; gleichzeitig spricht sie auf einer anderen Ebene die spezifische Problematik energetisch an.
Die Quanten-Yoga-Meditation nutzt Mudras, um den Geist still werden zu lassen. Ist dies der Fall, geht es folgendermaßen weiter:

- Sie wiederholen Ihre Intention dreimal.
- Sie konzentrieren sich auf Harmonie- und Problempunkt.
- Sie lassen die beiden Kontaktpunkte in Ihrem Bewusstsein – so weit es Ihnen möglich ist – verschmelzen.

Wenn der Geist dann still wird und für kurze Augenblicke ganz zur Ruhe kommt, tritt Ihr reines Bewusstsein in Kontakt mit der Quantenebene; es überträgt die zuvor aufgebaute Intention und löst den Harmonisierungsimpuls aus. Dann findet Heilung statt.
Mit der Quanten-Yoga-Meditation endet jede Quanten-Yoga-Sitzung. Die ganze Sitzung dauert nur 15 Minuten. Schon die positive Wirkung einer einzigen Quanten-Yoga-Sitzung kann Ihr Leben unter günstigen Umständen sofort verändern – dauerhaft.

Eine Quanten-Yoga-Sitzung dauert nur 15 Minuten. So viel Zeit findet sich sicherlich auch in Ihrem Terminkalender – der Gesundheit von Körper, Seele und Geist zuliebe.

Allgemeine Hinweise zur Quanten-Yoga-Sitzung

Sie müssen sich nicht aufwendig vorbereiten, bevor Sie eine Quanten-Yoga-Sitzung durchführen und eine Quantenheilung in Gang setzen. Doch Sie machen es sich leichter, wenn Sie einige grundsätzliche Punkte beherzigen.

Förderliche Umgebung

Die Quanten-Yoga-Abfolgen (Pranayama – Asana – Meditation) sind hocheffektiv und stellen eine sehr komprimierte Form von Yoga dar. Das bedeutet aber auch, dass es gut ist, wenn Sie in der kurzen Übungszeit ganz ungestört und konzentriert bleiben können.

Hilfreich dafür sind die folgenden Vorbereitungen:

- Sorgen Sie dafür, dass Sie ungestört sind. Bitten Sie Ihre Familie um eine kurze »Auszeit«, schalten Sie das Telefon ab.
- Sorgen Sie für frische Luft, aber auch dafür, dass es nicht kalt ist. Sie sollten sich rundum wohlfühlen – soweit Ihr Problem das zulässt.
- Oft ist es hilfreich, das Zimmer ein wenig abzudunkeln.
- Legen Sie eine Decke und ein Kissen bereit.
- Für die Meditation ist es gut, wenn Sie einen Timer – eine geräuscharme Eieruhr oder die Timerfunktion auf Ihrem Handy – verwenden. Die Meditation sollte zwischen sechs und zehn Minuten dauern – und es ist nicht sinnvoll, wenn Sie immer wieder auf die Uhr sehen müssen.

Suchen Sie sich für das Pranayama und die Meditation eine Sitzposition, die Sie über mehrere Minuten möglichst beschwerdefrei und bequem einhalten können.

Sitzhaltungen

Während der Pranayama-Übung und der Meditation sitzen Sie. Das Sitzen sollte Ihnen nicht unangenehm sein, und Sie sollten den Rücken möglichst mühelos gerade halten können. Dazu gibt es verschiedene Möglichkeiten:

Über Meditation

Meditation ist keine Entspannungsübung. Es ist zwar gut, entspannt zu meditieren, und umgekehrt hilft die Meditation auch, zu einer entspannten Haltung zu finden. Doch ist Meditation nicht ein Loslassen der Muskeln, sondern ein Loslassen der Gedanken – und gleichzeitig eine Sammlung der Gedanken.

Meditation ist nichts Geheimnisvolles. Es ist die Konzentration auf ein Meditationsobjekt. Kinder, die in ihr Spiel vertieft sind, befinden sich in einer Art Meditationszustand. Wenn Sie am Meer stehen und selbstvergessen einen Sonnenuntergang beobachten, sind Sie in einer Art Meditationszustand.

Vor allem gilt bei der Meditation: Nicht bemühen! Gedanken und Gefühle, die auftauchen, beobachten Sie einfach freundlich; Sie nehmen sie an, Sie lassen sie kommen ... und auch wieder gehen. Sie müssen nichts »machen«. Wenn Sie aufhören, etwas machen zu wollen, sind Sie im reinen Bewusstsein angelangt.

- **Der Lotossitz (Padmasana):** Diese Position ist nur für sehr gelenkige Menschen geeignet. In diesem Sitz liegt der rechte Fuß auf dem linken Oberschenkel und der linke Fuß auf dem rechten Oberschenkel. Das ist die ideale Sitzposition, da sie sehr stabil ist und der Rücken automatisch aufgerichtet wird. Für die meisten Menschen ist diese Position allerdings nicht oder nur mit Mühe einzunehmen. Etwas leichter wird Padmasana, wenn man ein Kissen unter den Po legt. Versuchen Sie jedoch nicht, sich mit Gewalt in die Haltung zu zwängen, da es hierbei zu Knieverletzungen kommen kann.
- **Fersensitz (Vajrasana):** Diese Sitzposition ist schon viel einfacher und den meisten Menschen möglich. Der Name sagt schon, wie die Haltung eingenommen wird: Sie setzen sich auf Ihre Fersen. Wenn Sie ein Kissen zwischen Füße und Knie legen, wird es noch einfacher.
- **Stuhlsitz:** Im klassischen Yoga ist diese Haltung eigentlich nicht vorgesehen – für westliche Menschen eignet sie sich jedoch sehr gut, wenn sie richtig ausgeführt wird. Setzen Sie sich dazu auf einen Stuhl, möglichst nah an der vorderen Kante. Die Füße liegen mit der gesamten Fußfläche auf dem Boden auf. Die Knie sollten etwas tiefer als die Hüften liegen, sodass sich der Rücken aufrichtet. Dazu ist es nötig, dass die Sitzfläche eine bestimmte Höhe hat – mit einem Kissen können Sie das leicht erreichen.

Nehmen Sie Yogastellungen nie mit Gewalt ein, sondern gehen Sie immer nur so weit in die Haltung hinein, wie es Ihr momentaner Zustand zulässt.

Das Nichtwollen

Sie werden für das Problem oder die Erkrankung, unter der Sie leiden, eine Intention, also eine positive Absicht entwickeln. Es klingt zunächst vielleicht paradox, doch ist es dafür wichtig, eine Haltung des Nichtwollens einzunehmen. Das bedeutet, dass Sie nicht Ihre Willenskraft darauf richten, ein Ziel zu erreichen, sondern dass Sie zwar ein Bild Ihres Idealzustands im Bewusstsein tragen, dies jedoch nicht mit Erwartungen, Wunschvorstellungen oder Ungeduld beschweren.
Ganz allgemein ist es für die Quanteneinstimmung sinnvoll, sich nicht mit konkreten Erwartungen zu belasten; besser ist es, vollkommen offen zu bleiben für das, was geschieht. Das ist natürlich nicht ganz einfach, wenn man akut an Problemen leidet, die man nur allzu gern verschwinden lassen möchte. Doch versuchen Sie trotzdem, sich eine möglichst große Offenheit zu bewahren.

Das Kontaktsignal

Wenn Sie die Asana – die Yogastellung – oder danach die Quanten-Yoga-Meditation durchführen, kommt es in vielen Fällen, aber nicht immer zu einem sogenannten Kontaktsignal, sobald das reine Bewusstsein die Quantenebene berührt. Dieses Kontaktsignal kann ganz unterschiedliche Formen annehmen:

- Eine plötzliche Hitzewallung
- Ein Erschauern des Körpers oder ein Muskelzucken
- Das Gefühl, dass plötzlich eine Last weggenommen wird
- Unvermitteltes Lachen oder Weinen
- Ein plötzliches Glücksgefühl

Lassen Sie sich, wenn so etwas auftaucht, nicht beunruhigen. Es ist nicht nur ganz normal, sondern fühlt sich nach dem ersten Schrecken eigentlich immer sehr angenehm an. Lassen Sie sich aber auch nicht beunruhigen, wenn Sie kein Kontaktsignal wahrnehmen. Das bedeutet nicht, dass die Quanteneinstimmung nicht stattgefunden hätte – es bedeutet nur, dass sie noch nicht in die physische oder bewusste Ebene vorgedrungen ist.

Seien Sie geduldig: Manchmal zeigt sich die Wirkung einer Quanteneinstimmung nicht sofort. Sie können jedoch darauf vertrauen, dass auf jeden Fall eine Wirkung einsetzt.

Die Wirkung

Lassen Sie geschehen, was geschieht. Beim Quanten-Yoga werden Sie eine Verbindung zur Quantenebene herstellen, auch wenn Sie das zunächst gar nicht merken. Von dort aus setzt sich dann eine harmonische Energiewelle durch.

Wie genau sich die Wirkung einer Quanteneinstimmung manifestiert, kann man nicht vorhersagen – doch immer wird die Quanteneinstimmung einen Zustand der gesteigerten Harmonie bewirken. Das ist das Wesen der Quantenheilung.

Manchmal findet sofort eine Besserung der Beschwerden oder sogar eine Spontanheilung statt. Öfter dauert es ein paar Stunden, bis Sie eine Besserung spüren. Am häufigsten ist eine Dauer von ein bis drei Tagen, bis sich der Quantenimpuls so weit durchgesetzt hat, dass Sie es deutlich spüren können. Es kann aber manchmal auch länger dauern. Bewahren Sie Geduld und lassen Sie geschehen, was geschieht. Sie können darauf vertrauen, dass etwas geschieht.

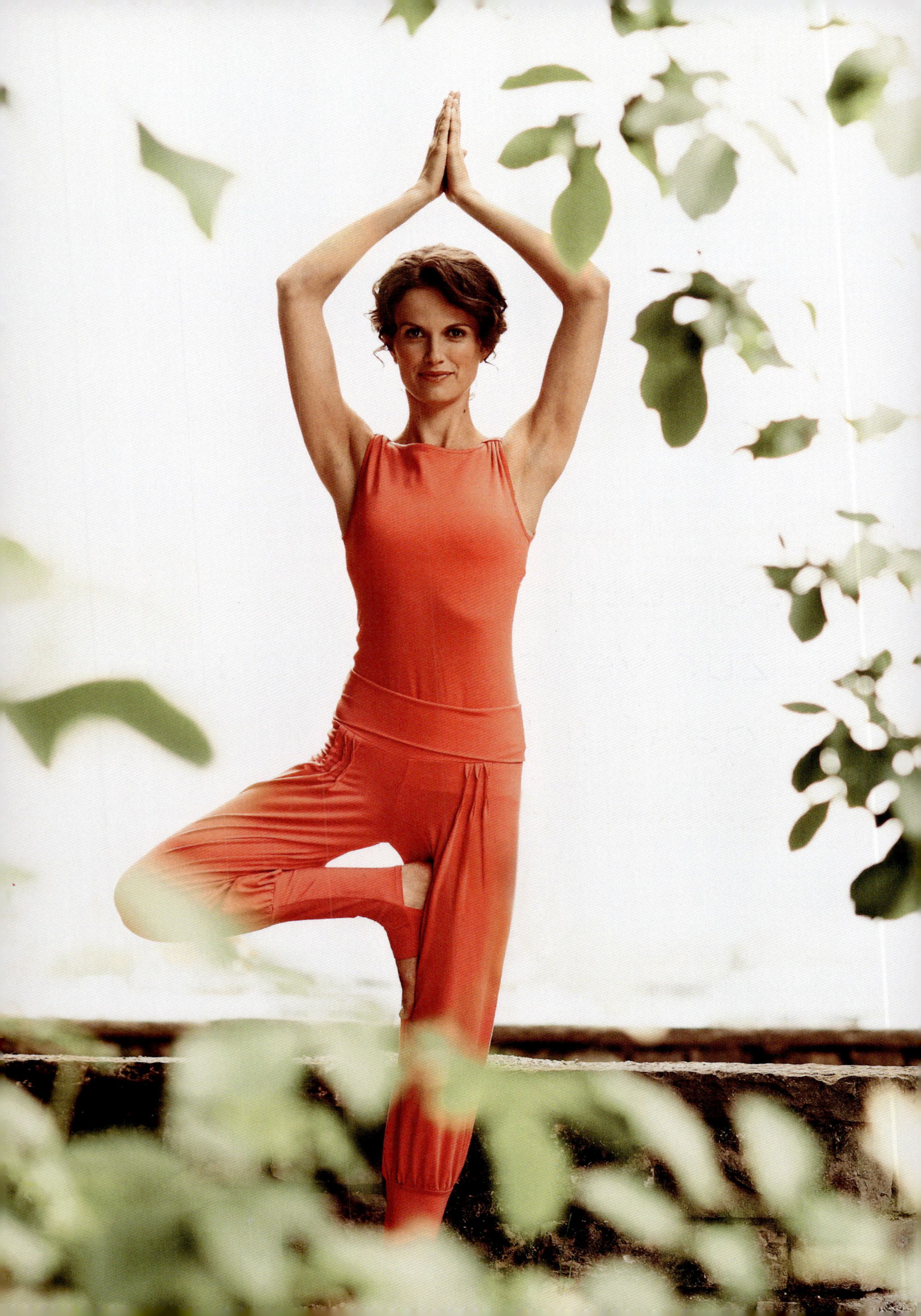

Quanten-Yoga zur Verbesserung der Organfunktionen

Sieben Übungen für die Organsysteme

Der erste Teil des Quanten-Yoga befasst sich mit dem vorwiegend körperlichen Teil unserer selbst. Im Westen ist es üblich, Einzelteile zu betrachten – wie bei einer Maschine. Im Yoga sehen wir den Menschen jedoch niemals rein mechanisch. Der Körper ist ein hochkompliziertes System, zu dem auch seelische und andere energetische Vorgänge gehören. Einen einzelnen Aspekt, etwa ein einzelnes Organ, zu betrachten, ist vor dem Hintergrund der vedischen Medizin, der Energieheilkunde und auch der Quantenheilung nicht sinnvoll.

Die sieben Organsysteme

Was hingegen sinnvoll sein kann, ist, Funktionseinheiten einzeln zu betrachten – nicht als vollkommen getrennt voneinander, aber doch als Wirkeinheit. Natürlich sind auch die Organsysteme miteinander verbunden und beeinflussen sich wechselseitig. Solange wir das nicht aus den Augen verlieren und wenn wir Quanten-Yoga einsetzen wollen, um Leiden zu lindern, ist die Konzentration auf den Bereich, der gerade besonders eingeschränkt ist, nützlich. Die sieben Organsysteme sind:

- Herz-Kreislauf-System
- Verdauung
- Immunsystem
- Haut
- Bewegungsapparat
- Nervensystem
- Atmung

Im Unterschied zur westlichen Schulmedizin wird in der vedischen Medizin ein Problem nicht nur unter dem Aspekt des Körpers, sondern auch unter den Aspekten Seele und Geist betrachtet.

Wenn Sie also unter Problemen leiden, die Sie als vorwiegend körperlich empfinden, probieren Sie es mit der Quanten-Yoga-Übung des Organbereichs, der betroffen ist. Oft zeigt sich dabei die erstaunliche Kraft von Quanten-Yoga besonders überraschend und löst das Leiden in kürzester Zeit auf. Falls hingegen gar nichts geschehen sollte, ist das mitunter ein Anzeichen dafür, dass das eigentliche Problem von einer anderen Stelle ausgeht; in diesem Fall sollten Sie das Problem genauer bestimmen.

Auch bei schwereren und chronischen Leiden ist eine einzige Quanten-Yoga-Übung heilsam – doch um zusätzliche Energieimpulse zu bekommen, kann es dann auch sinnvoll sein, ein längeres Quanten-Yoga-Programm zu üben (siehe S. 130ff.).

Sehr interessant kann es auch sein, die Übungen der Reihe nach durchzugehen – jeweils eine Übung, eventuell mit Wiederholungen, pro Tag. Nach einer Woche werden Sie wissen, welche Übung Ihnen am besten tat – und das kann ein wertvoller diagnostischer Hinweis sein.

Das Herz-Kreislauf-System

Das Herz-Kreislauf-System sorgt dafür, dass Nährstoffe, Botenstoffe und Sauerstoff im ganzen Körper verteilt werden. Was oberflächlich gesehen wie ein verhältnismäßig einfaches mechanisches Pumpsystem aussieht, ist in Wirklichkeit sehr kompliziert und erstaunlich – und steht mit allen anderen Körpersystemen in Verbindung. Man kann das Herz-Kreislauf-System als drei getrennte Einheiten betrachten:

- **Das Herz:** Dies ist der Muskel, der aktiv ist, solange wir leben, und pro Minute das gesamte Blut einmal durch den ganzen Körper pumpt. Die linke Herzkammer pumpt sauerstoffreiches Blut im »großen Körperkreislauf« in den Körper, die rechte Herzkammer pumpt im »kleinen Lungenkreislauf« sauerstoffarmes Blut in die Lunge.
- **Der Körperkreislauf:** Wenn sich die linke Herzkammer zusammenzieht, wird das Blut in die Arterien gepumpt. Durch immer feinere Gefäße gelangt es in den Körper, bis schließlich die haarfeinen Kapillaren Sauerstoff und Nährstoffe aus dem Blut abgeben und Kohlendioxid sowie Abfallstoffe aufnehmen. Dieses Blut wird in den Venen zur rechten Herzkammer zurückgepumpt.
- **Der Lungenkreislauf:** Aus der rechten Herzkammer wird das sauerstoffarme Blut in die Lunge transportiert, wo es Sauerstoff aufnimmt und Kohlendioxid abgibt. Das nun sauerstoffreiche Blut gelangt durch die Lungenvene in die linke Herzkammer.

Das Herz hat nicht nur körperlich, sondern auch seelisch eine große Bedeutung. Als symbolischer Sitz der Emotionen reicht es in alle Bereiche unserer Lebenswirklichkeit hinein.

Vorbereitung – das Problem bestimmen

Wenn das Blut nicht richtig durch den Körper oder die Lunge fließt, wenn der Druck des Blutes in den Gefäßen zu hoch ist oder nicht genug Blut in manche Organe gelangt, verursacht das Probleme. Wenn als Organ beispielsweise das Herz selbst betroffen ist, können diese Probleme lebensbedrohlich werden. Der Arzt – den Sie bei Herz-Kreislauf-Beschwerden natürlich unbedingt konsultieren sollten – wird eine Diagnose stellen und akute Beschwerden auf der materiellen Ebene behandeln. Das ist natürlich sehr wichtig.

Beim Quanten-Yoga wird das Problem auf der untersten Energieebene angegangen – und das bedeutet u. a., dass die Diagnose für die Quanteneinstimmung keine Rolle spielt. Vergessen Sie einen Moment alle Diagnosen, die für eine ärztliche Behandlung selbstverständlich sehr wichtig sind. Sehen Sie genau hin, worunter Sie konkret leiden. Was ist es, das Sie unangenehm spüren? Wie sollte es stattdessen sein?

Machen Sie sich beim Quanten-Yoga keine Gedanken über mögliche Diagnosen – erforschen Sie Ihr Problem und stellen Sie sich den Idealzustand hinsichtlich dieses Problems vor.

Probleme des Herz-Kreislauf-Systems

Das Herz-Kreislauf-System hat, wie Sie gesehen haben, unterschiedliche Funktionseinheiten, und es können die unterschiedlichsten Probleme auftreten. Bei einigen davon wird Ihnen vielleicht gar nicht klar sein, dass etwas in Ihrem Herz-Kreislauf-System nicht ganz harmonisch läuft. Wenn beispielsweise Ihr Blutdruck zu hoch ist, werden Sie sich nicht unbedingt unwohl fühlen – doch möglicherweise haben die Kopfschmerzen, unter denen Sie häufiger leiden, etwas damit zu tun. Wenn Ihr Herzmuskel von einer Infektion angegriffen ist, fühlen Sie sich vielleicht lediglich matt. Und dann wieder kann es ganz dramatisch werden, beispielsweise bei einem Herzinfarkt.

Umgekehrt müssen auch starke Beschwerden nicht immer etwas Ernsthaftes bedeuten: Bei einer Panikattacke fühlen sich Menschen manchmal, als bekämen sie gleich einen Herzinfarkt, obwohl keine organische Störung vorliegt, sondern eine seelische.

Wenn Sie sich Sorgen um Ihr Herz oder Ihren Kreislauf machen, haben Sie vielleicht ein Blutdruckmessgerät. Ein bestimmter Blutdruck ist nötig, um den Blutkreislauf aufrechtzuerhalten. Wenn sich das Herz zusammenzieht, steigt der Druck. Das ist der systolische Blutdruck – bei der Blutdruckmessung der obere Wert. Wenn sich dann die Herzkammern wieder ausdehnen, sinkt der sogenannte diastolische Blutdruck – der untere Wert bei der Blutdruckmessung. Wenn Sie z. B. wissen, dass Sie Bluthochdruck haben, wissen Sie vielleicht auch schon, welche Probleme das mit sich bringen könnte.

Doch dies spielt, wie bereits erwähnt, beim Quanten-Yoga keine Rolle. Wichtig für die Formulierung Ihrer Intention ist, was Sie spüren, worunter Sie leiden, was Sie deswegen nicht tun können oder was Sie deswegen tun müssen. Wichtig ist vor allem, wie es stattdessen sein soll. Deswegen können Sie vielleicht unter den unten aufgeführten Vorschlägen für verschiedene Intentionen bereits eine finden, die Sie anspricht. Sie können die Intention aber selbstverständlich auch Ihren Bedürfnissen anpassen oder eine neue für Sie passende Intention formulieren.

Beispiele für Heilintentionen bei Herz-Kreislauf-Problemen

Wenn Ihr Herz Ihnen unangenehme Empfindungen bereitet:

- Harmonie und Wohlbefinden kehren in mein Herz ein.
- Alles in meinem Herzen ist heil und frei.
- Mein Herz schlägt ruhig und kraftvoll und angenehm.

Wenn Sie sich schwach fühlen und das Gefühl haben, dass Ihr Kreislauf nicht in die Gänge kommt:

- Meine Energie strömt frei und voller Kraft.
- Jede Bewegung ist leicht und angenehm.
- Mit jeder Bewegung gewinne ich an Energie.

Wenn Sie unter kalten Händen und/oder Füßen leiden und das Gefühl haben, dass das Blut nicht darin zirkuliert:

- Meine Gefäße öffnen sich und füllen mich mit Wärme.
- Mein Blut strömt warm und frei.

Wenn Sie zwar energiegeladen sind, aber doch schnell außer Atem kommen, wenn Sie das Gefühl haben, dass zu viel Druck im Kreislauf herrscht, und wenn Sie häufig Kopfschmerzen haben:

- Meine Gefäße sind klar und frei, und ich fühle mich sehr angenehm entspannt.
- Alles weitet und entspannt sich, fühlt sich wohl und ist leicht.
- Mein Kopf ist frei und leicht und ganz entspannt.

Erster Schritt – Quanten-Yoga-Pranayama

Die folgende Pranayama-Übung wirkt sich unabhängig von der Quanteneinstimmung bereits positiv auf die Herzfunktion aus. Regelmäßiges Üben erhöht die Aktivität des Parasympathikus und senkt den systolischen Blutdruck (siehe S. 34). Das entlastet das Herz und stabilisiert den Kreislauf.

Der Parasympathikus ist Teil des vegetativen Nervensystems, das die nicht dem Willen unterliegenden Organfunktionen steuert. Er sorgt für Ruhe, Entspannung und Regeneration.

Besondere Hinweise

- **Das Ausatmen sollte etwa so lange dauern wie das Einatmen und der Atemverhalt – das Anhalten des Atems – zusammen.**
- **Lassen Sie beim Ausatmen alle Gedanken und Gefühle los und versuchen Sie, zu einem Zustand der Gedankenleere zu gelangen.**
- **Übertreiben Sie nicht beim Atemanhalten und achten Sie auf Ihre Grenzen!**

Pranayama für das Herz-Kreislauf-System – Nadisuddhi-Pranayama

Bei allen Pranayama-Übungen ist es sehr wichtig, dass Sie nicht übertreiben und Ihre Grenzen kennen. Sollte Ihnen doch einmal schwindlig werden, beenden Sie die Übung sofort und atmen Sie normal weiter.

- Atmen Sie einige Male entspannt ein und aus. Nach der nächsten tiefen Ausatmung beginnt der eigentliche Wechselatmungszyklus:
- Verschließen Sie das rechte Nasenloch mit dem rechten Daumen, indem Sie den Daumen sanft gegen den rechten Nasenflügel drücken. Atmen Sie durch das linke Nasenloch tief ein.
- Verschließen Sie nun auch das linke Nasenloch, indem Sie den rechten Ringfinger gegen den linken Nasenflügel drücken, ohne den Daumenverschluss des rechten Nasenlochs zu lösen. Halten Sie den Atem kurz an und lassen Sie Ihre Gedanken los.
- Öffnen Sie nun den Daumenverschluss und atmen Sie durch das rechte Nasenloch tief aus.
- Atmen Sie anschließend durch das rechte Nasenloch ein; das linke Nasenloch bleibt durch den Ringfinger verschlossen.
- Verschließen Sie das rechte Nasenloch nun wieder mit dem Daumen, sodass beide Nasenlöcher verschlossen sind. Halten Sie kurz den Atem an und lassen Sie Ihre Gedanken los.
- Lösen Sie den Verschluss des linken Nasenlochs durch den Ringfinger, atmen Sie aus und beginnen Sie den Zyklus von vorn. Wiederholen Sie den Ablauf dreimal. Lösen Sie dann die Hand von der Nase und atmen Sie einige Male aus und ein.
- Nach einer tiefen Ausatmung wiederholen Sie den Zyklus wiederum dreimal. Führen Sie die Verschlüsse dieses Mal jedoch mit der linken Hand aus und beginnen Sie damit, das linke Nasenloch mit dem linken Daumen zu verschließen.

Zweiter Schritt – Quanten-Yoga-Asana

Die Virabhadrasana oder Heldenstellung eignet sich sehr gut dazu, den Kreislauf anzuregen. Die einfache Variante wirkt eher sanft anregend und gleichzeitig beruhigend, während die Variante für Fortgeschrittene kraftvoll anregend wirkt.

Asana für das Herz-Kreislauf-System – Virabhadrasana

- Sie stehen gerade und entspannt; die Füße sind etwa schulterbreit auseinander, sodass die Beine leicht gegrätscht sind. Atmen Sie einige Male ein und aus.
- Führen Sie dann die Fingerspitzen mit gestreckten Armen vor der Brust zusammen. Heben Sie die Arme über den Kopf, sodass die Fingerspitzen nach oben weisen. Drehen Sie den linken Fuß ein wenig nach innen und den rechten Fuß etwas nach außen. Die Zehen weisen nun nach rechts.
- Beugen Sie das linke Bein so, dass Sie wie bei einem Ausfallschritt stehen: Oberschenkel und Unterschenkel bilden einen stumpfen Winkel. Für den Anfang ist es besser, wenn Sie nicht ganz in den Ausfallschritt gehen und das linke Bein nicht zu stark beugen. Achten Sie auf jeden Fall darauf, dass das Knie nicht nach innen fällt, sondern über den Zehen steht. Der Rücken bleibt gerade. Heben Sie nun ganz leicht den Kopf und blicken Sie etwas nach oben.
- Atmen Sie in dieser Stellung dreimal tief ein und aus. Beim Einatmen sprechen Sie innerlich Ihre Heilintention; beim Ausatmen lassen Sie so weit wie möglich alle Gedanken los.
- Nach dem dritten Ausatmen kommen Sie wieder in die Ausgangsstellung zurück und senken die Arme. Wiederholen Sie die Übung nun zur anderen Seite, d.h. mit dem rechten Bein im leichten Ausfallschritt. Führen Sie insgesamt drei Wiederholungen aus: dreimal nach rechts, dreimal nach links.

Die Heldenstellung wirkt je nach Grad der Ausführung mehr oder weniger kreislaufanregend.

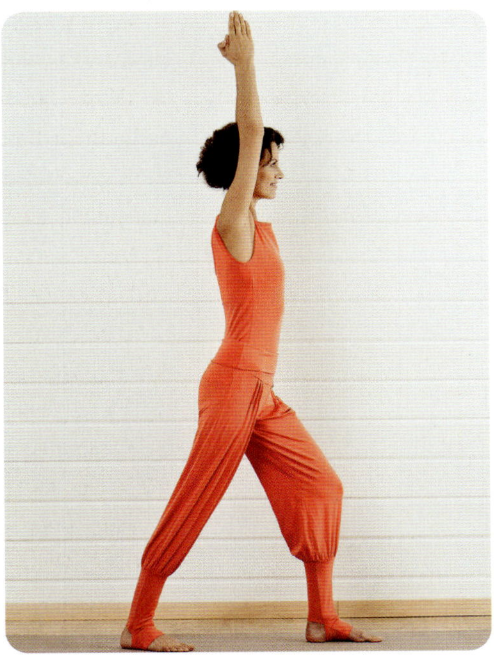

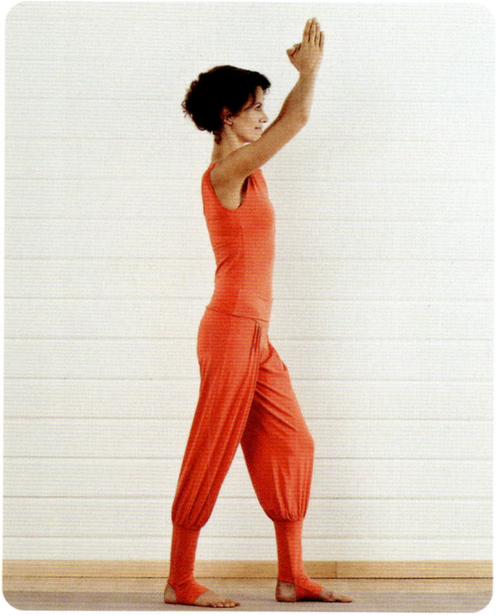
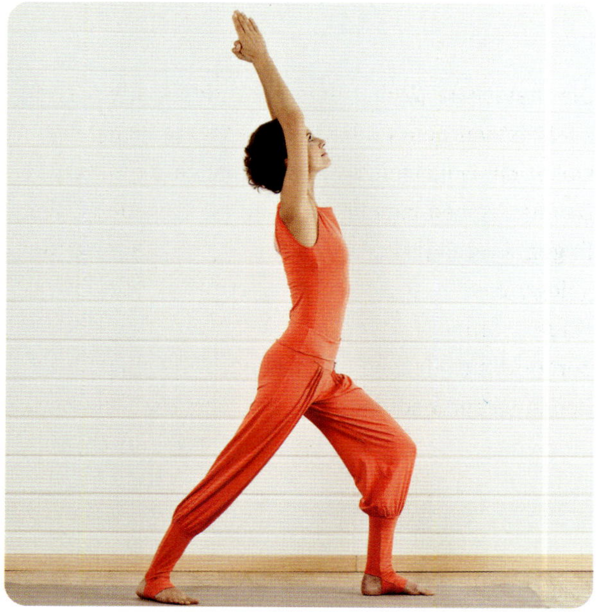

Zur Heldenstellung können Sie alternativ eine einfachere Variante (links) oder eine Variante für Fortgeschrittene (rechts) ausführen.

Variationen

- **Einfachere Variante:** Stellen Sie die Beine etwas enger, beugen Sie das Knie weniger und strecken Sie die Arme nicht vollständig nach oben.
- **Variante für Fortgeschrittene:** Die Beine stehen dabei etwa eine Armlänge auseinander in einer weiten Grätsche. Die Arme sind ganz gestreckt. Das Knie wird fast ganz im rechten Winkel gebeugt. Anschließend aber beugen Sie den Oberkörper nach hinten, sodass die Körpervorderseite stark gedehnt wird.

Dritter Schritt – Quanten-Yoga-Meditation

Ihre Intention ist nun gut im Bewusstsein und Unterbewusstsein verankert. Jetzt kommen wir zum entscheidenden Schritt, bei dem die Quanteneinstimmung erfolgt: zur Meditation.

- Setzen Sie sich in eine Meditationshaltung, bei der der Rücken mühelos gerade gehalten werden kann und der Atem frei fließt.
- Nehmen Sie die Mudrahaltung (siehe S. 39) mit den Händen ein.
- Schließen Sie die Augen und atmen Sie ganz natürlich, ohne den Atem zu beeinflussen.

Kalesvara-Mudra für das Herz-Kreislauf-System

Die Kalesvara-Mudra entsteht, indem die Hände zunächst vor dem Körper aufeinander gelegt werden, wobei die Fingerspitzen nach oben weisen – nur die Daumen zeigen zum Körper hin. Dann werden Zeigefinger, Ringfinger und kleiner Finger so aneinander gelegt, dass sich jeweils die zweiten Glieder dieser Finger berühren. Nur bei Mittelfinger und Daumen berühren sich noch die Fingerspitzen. Die Hände werden in dieser Mudra auf Herzhöhe gehalten.

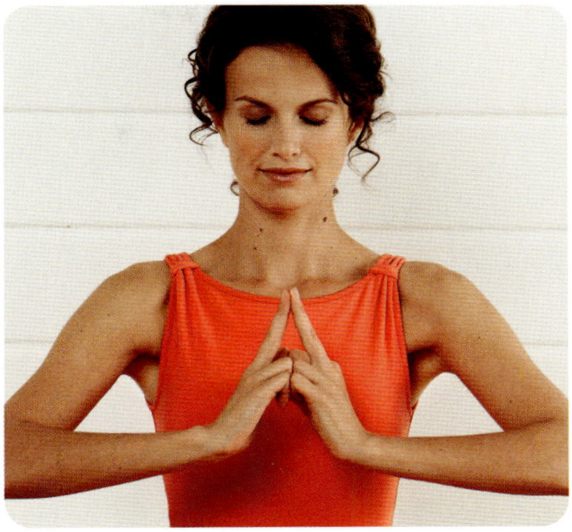

Die dem Gott Kalesvara geweihte Mudra beruhigt das Herz und lässt auch den Geist zur Ruhe kommen.

Meditation für das Herz-Kreislauf-System

- Sie sitzen gerade und still. Der Atem geht ruhig und zwanglos.
- Bleiben Sie einige Atemzüge lang so sitzen und beobachten Sie Ihren Körper. Wo berühren die Füße den Boden, welche Muskeln sind angespannt, wie ist Ihr Gesichtsausdruck, wie bewegt sich Ihr Atem?
- Versuchen Sie, sich ein inneres Bild von Ihrem Herz-Kreislauf-System zu machen. Dieses Bild muss weder »richtig« noch genau sein – es geht nur um Ihr Gefühl.
- Atmen Sie weiter zwanglos und ruhig, ohne einzugreifen. Vergegenwärtigen Sie sich Ihren Problempunkt – den Ort, der die körperliche Entsprechung zu Ihrem Problem, Ihrer Krankheit, Ihrem Leiden darstellt. Vergegenwärtigen Sie sich Ihren Harmoniepunkt – die Mudra, in der sich die angenehmen, guten Gefühle konzentrieren.

Nun beginnt der Hauptteil der Quanten-Meditation:

- Atmen Sie dreimal tief ein und aus.
- Wiederholen Sie Ihre Heilintention dreimal.
- Konzentrieren Sie sich auf Harmonie- und Problempunkt.
- Lassen Sie die beiden Kontaktpunkte in Ihrem Bewusstsein – so weit es Ihnen möglich ist – verschmelzen.

Tun Sie nun gar nichts mehr. Lassen Sie Ihren Geist still werden. Gedanken, Gefühle oder Wahrnehmungen, die auftauchen, nehmen Sie einfach an. Sie lassen sie kommen … und gehen. Immer wenn Ihr Geist – und sei es nur für winzige Augenblicke – ganz zur Ruhe kommt, tritt Ihr reines Bewusstsein mit der Quantenebene in Kontakt, überträgt die zuvor aufgebaute Intention und löst den Harmonisierungsimpuls aus. Dann findet Heilung statt. Wenn ein Kontaktsignal wie z. B. eine unerwartete körperliche Empfindung auftaucht, nehmen Sie dieses wahr, lassen es aber ebenfalls kommen und gehen. Wenn Ihre Meditation beendet ist, strecken Sie sich, atmen tief ein und aus und beobachten, ob Sie eine Veränderung wahrnehmen können.

Die Verdauung

»Achtsamkeit, ihr Mönche, ist alles!«, sagte Buddha – und das gilt auch für die Ernährung. Essen, wenn man hungrig ist, fasten, wenn man nicht hungrig ist, achtsam essen und trinken – das ist besser als jeder noch so ausgeklügelte Ernährungsplan.

Die Verdauung wird oft als notwendige Nebensache behandelt, obwohl dort doch eines der großen Wunder des Lebens stattfindet: Wir verleiben uns die unterschiedlichsten Stoffe ein – und daraus werden dann neue menschliche Zellen aufgebaut, genau in dem Maß, wie sie gebraucht werden. In jeder Sekunde entstehen in unserem Körper Millionen neuer Zellen. Kein Wunder, dass uns das Essen so wichtig ist – und gleichzeitig so selbstverständlich. Manche Menschen kümmern sich gar nicht um eine gesunde Ernährung. Andere aber entwickeln eine Orthorexie, das zwanghafte Befolgen von Essregeln; ihr Leben kreist zu einem großen Teil um Ernährung. Beides ist ungesund. Denn unser Körper gibt uns die richtigen Signale; wir müssen nur lernen, sie auch wahrzunehmen.
Unser Verdauungsapparat ist mit allen anderen Systemen des Körpers verzahnt, eine Trennung hat immer etwas Künstliches. Doch sehen wir uns einmal kurz an, wie das Verdauungssystem aufgebaut ist:

- **Magen:** Dorthin kommen die Speisen, wenn wir sie geschluckt haben. Der Magen sondert eine starke Säure ab, die die Nahrung zur weiteren Verdauung zersetzt. Ist die Säureausschüttung zu stark, wird der Magen selbst von der Säure angegriffen, und es kommt zu Magenschleimhautentzündungen (Gastritis) und Magengeschwüren.
- **Zwölffingerdarm:** Hier wird der saure Speisebrei aus dem Magen neutralisiert. Aus Leber und Bauchspeicheldrüse (Pankreas) kommen Verdauungssäfte, die Eiweiße, Fette und Kohlenhydrate spalten, damit sie vom Dünndarm aufgenommen werden können.
- **Dünndarm:** Der Dünndarm ist beim Menschen etwa fünf Meter lang. In ihm werden die zuvor aufgespaltenen Nährstoffe aufgenommen.
- **Dickdarm, Blinddarm, Appendix:** Im Dickdarm werden Wasser und Elektrolyte resorbiert. Der Blinddarm ist eine Ausbuchtung, dort, wo der Dünndarm in den Dickdarm mündet. Er spielt für die Verdauung kaum

eine Rolle, ist aber an der Funktion des Immunsystems beteiligt. Am Ende des Blinddarms hängt der Wurmfortsatz (Appendix); bei einer »Blinddarmentzündung« ist es meist der Appendix, der betroffen ist. Wahrscheinlich spielt auch er eine Rolle bei der Immunabwehr.

Vorbereitung – das Problem bestimmen

Der Verdauungsapparat ist ständig Einflüssen aus der Außenwelt ausgesetzt und muss mit allen möglichen Keimen und Mikroorganismen zurechtkommen; gleichzeitig muss er aus den unterschiedlichsten Nahrungsmitteln die Nährstoffe herausziehen. Das Verdauungssystem ist daher sehr widerstandsfähig, und in der Regel treten Probleme nicht plötzlich auf, sondern entwickeln sich über längere Zeit – und sind dann leider auch nicht so schnell zu beheben.
Bei der Quanteneinstimmung, die im Quanten-Yoga stattfindet, brauchen Sie keine Diagnose. Natürlich sollten Sie bei Problemen auch einen Arzt zurate ziehen, der dann auf einer weiteren Ebene das Problem angeht. Für die Quanteneinstimmung spielt die Ursache jedoch keine Rolle, da auf der grundlegendsten energetischen Ebene Harmonie herbeigeführt wird. Sehen Sie genau hin: Worunter leiden Sie konkret? Was genau ist es, das Sie unangenehm spüren? Wie sollte es stattdessen sein?

Aufgrund der Länge und Komplexität des Verdauungssystems ist es oft nicht leicht, die Ursachen für Probleme aufzuspüren.

Probleme des Verdauungssystems

Die Krankheiten und Störungen, die das Verdauungssystem betreffen können, sind außerordentlich vielfältig – sowohl was die Ursachen als auch was die Symptome betrifft. Quanten-Yoga braucht keine Diagnose, dafür aber eine gute Intention, also eine klare Vorstellung, wie es idealerweise sein sollte. Im Folgenden finden Sie mögliche Heilintentionen.

Beispiele für Heilintentionen bei Verdauungsproblemen

Wenn Ihnen der Oberbauch wehtut und Sie Schmerzen haben, die mit der Nahrungsaufnahme zusammenhängen:

- Das Essen ist lustvoll, und mein Bauch fühlt sich wohl.
- Mein Bauch ist weich und warm und fühlt sich gut an.
- In meinem Bauch ist alles frisch und glatt und frei und heil.

Wenn Ihr Bauch hart und verspannt ist und Sie Probleme mit der Ausscheidung haben:

- Mein Bauch nimmt auf, was gut ist, und gibt ab, was schadet.
- Meine Mitte ist weich und warm und angenehm.
- In meiner Verdauung läuft es, wie es soll, und das fühlt sich gut an.

Wenn Sie zu viel essen, obwohl Sie das eigentlich nicht wollen, und Probleme mit Ihrem Gewicht haben:

- Ich bin schnell satt und fühle mich wohl und zufrieden.
- Das Fett schmilzt, und ich fühle mich wohl und satt.
- Jeder Gedanke an Essen macht mich satt und erfüllt.

Wenn Sie sich schwach fühlen, ungewollt Gewicht verlieren und das Gefühl haben, dass Ihnen Ihr Körper nicht ausreichend Energie zur Verfügung stellt:

- Mein Bauch verwertet jede Kleinigkeit und gibt mir neue Kraft.
- Meine Mitte ist die sprudelnde Quelle meiner Energie.
- Ich esse und gewinne Kraft durch die Magie der Mitte.

Unabhängig von der Pranayama-Übung löst die Quanteneinstimmung Probleme im Verdauungssystem von einer ganz grundlegenden Ebene aus auf.

Erster Schritt – Quanten-Yoga-Pranayama

Die Atemkontrollübung, die ich für die Quanten-Yoga-Folge für das Verdauungssystem ausgewählt habe, heißt Sitkari-Pranayama. Sie wirkt kühlend und reguliert den Appetit, sie beruhigt den Geist und harmonisiert die Energien im Verdauungssystem.

Pranayama für das Verdauungssystem – Sitkari-Pranayama

- Legen Sie Ihre Hände übereinander auf den Bauch, sodass sie den Nabel bedecken. Atmen Sie einige Male tief ein und aus und spüren Sie dabei, wie sich Ihr Bauch hebt und senkt.
- Atmen Sie durch die Nase aus. Heben Sie dann Ihre Zunge etwas an und drücken Sie sie knapp hinter den Schneidezähnen gegen den Gaumen. Öffnen Sie den Mund etwas und atmen Sie über die Zunge ein, wobei ein zischender Laut entsteht. Schließen Sie den Mund und halten Sie den Atem an, während Sie nach Möglichkeit Ihre Gedanken loslassen.
- Atmen Sie nun durch die leicht aufeinandergepressten Lippen aus.
- Wiederholen Sie diese Pranayama zehnmal.

Besondere Hinweise

- **Das Ausatmen sollte etwa so lange dauern wie das Einatmen und der Atemverhalt – das Anhalten des Atems – zusammen.**
- **Lassen Sie beim Ausatmen alle Gedanken und Gefühle los und versuchen Sie, zu einem Zustand der Gedankenleere zu gelangen.**
- **Übertreiben Sie nicht beim Atemanhalten und achten Sie auf Ihre Grenzen!**

Zweiter Schritt – Quanten-Yoga-Asana

Führen Sie bei der Drehsitzhaltung keinesfalls ruckartige Bewegungen aus, da diese Ihrer Wirbelsäule schaden könnten.

Die Ardha Matsyendrasana oder Drehsitzhaltung hat sehr viele Vorteile für den gesamten Organismus. Achten Sie jedoch gerade bei dieser Übung auf Ihre Dehngrenzen.

Ardha Matsyendrasana für die Verdauung

- Sie sitzen aufrecht mit geradem Rücken und angewinkelten Beinen auf dem Boden. Greifen Sie mit der rechten Hand unter dem rechten Bein hindurch zum linken Fußgelenk und ziehen Sie den linken Fuß unter dem rechten Bein hindurch. Ihr linker Fuß liegt nun neben der rechten Hüfte, Ihr rechtes Bein bleibt aufgestellt.
- Atmen Sie tief ein und aus. Beim Einatmen drehen Sie den Oberkörper leicht nach rechts, stützen Ihre rechte Hand hinter dem Rücken auf den Boden und legen den linken Unterarm gegen die Außenseite des rechten, aufgestellten Beins.
- Beim Ausatmen strecken Sie den linken Arm, üben etwas Druck auf das rechte Bein aus und drehen den Körper noch ein wenig

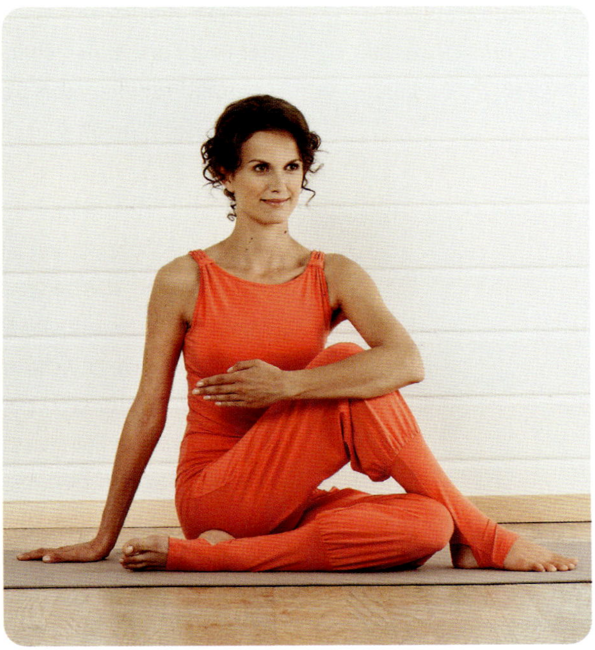

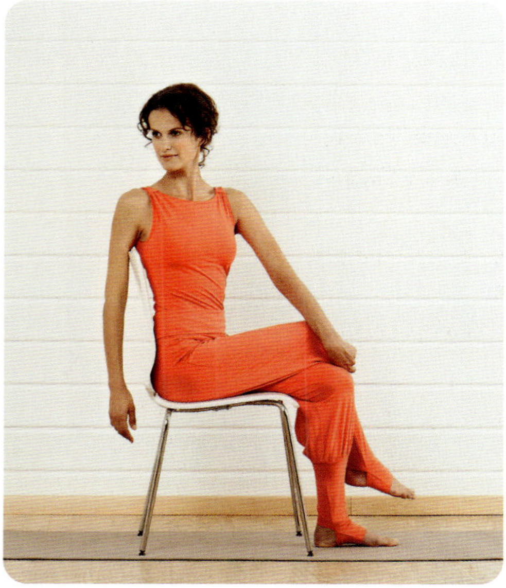

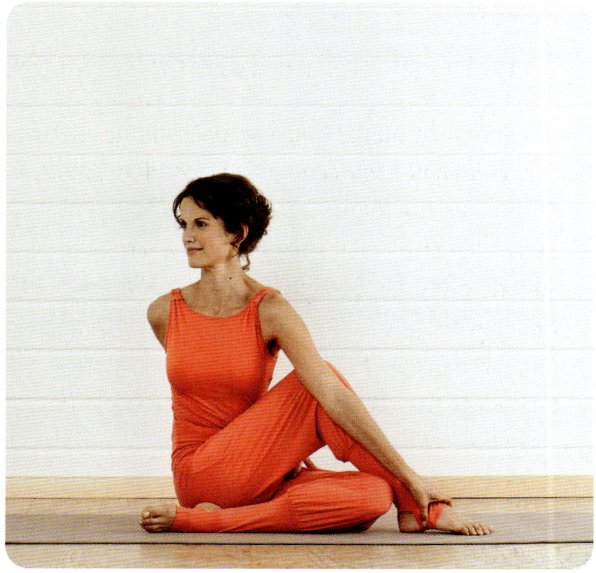

Die sanftere Variante der Drehsitzhaltung (links) wird auf einem Stuhl ausgeführt, die Variante für Fortgeschrittene (rechts) beginnt im Fersensitz.

weiter. Atmen Sie in dieser Stellung dreimal tief ein und aus. Beim Einatmen sprechen Sie innerlich Ihre Intention; beim Ausatmen lassen Sie so weit wie möglich alle Gedanken los, entspannen alle nicht für die Stellung benötigten Muskeln und gehen noch etwas mehr in die Dehnung.

- Nach dem dritten Ausatmen lösen Sie die Stellung und kommen wieder in die Ausgangsstellung zurück. Wiederholen Sie die Übung nun zur anderen Seite. Führen Sie insgesamt drei Wiederholungen aus: dreimal nach rechts, dreimal nach links.

Variationen

- **Sanfte Variante auf einem Stuhl:** Sie sitzen gerade auf einem Stuhl und schlagen das rechte Bein über das linke. Kontrollieren Sie, ob Sie immer noch gerade sitzen. Legen Sie die linke Hand an die rechte Knieaußenseite. Beim Ausatmen üben Sie ein wenig Druck mit der linken Hand aus und drehen den Oberkörper ein wenig nach rechts.
- **Variante für Fortgeschrittene:** Sie beginnen im Fersensitz. Setzen Sie sich dann neben die linke Ferse und stellen Sie das rechte Bein auf. Nun wird der Oberkörper nach rechts gedreht. Die linke Hand fasst über das rechte Bein zum rechten Fußgelenk. Der rechte Arm wird, so weit es geht, hinter dem Rücken nach links geführt und drückt dort gegen den Boden oder fasst sogar den linken Oberschenkel.

Dritter Schritt – Quanten-Yoga-Meditation

Ihre Intention ist nun gut im Bewusstsein und Unterbewusstsein verankert. Jetzt kommen wir zum entscheidenden Schritt, bei dem die Quanteneinstimmung erfolgt: zur Meditation.

- Setzen Sie sich in eine Meditationshaltung, bei der der Rücken mühelos gerade gehalten werden kann und der Atem frei fließt.
- Nehmen Sie die unten beschriebene Mudrahaltung, die Ganesha-Mudra, mit den Händen ein.
- Schließen Sie die Augen und atmen Sie ganz natürlich, ohne den Atem zu beeinflussen.

Ganesha, der elefantenköpfige Sohn Shivas, ist einer der beliebtesten hinduistischen Götter. Er steht für Weisheit und Neuanfang und beschützt Reisende.

Mudra für das Verdauungssystem – Ganesha-Mudra

Bei dieser Mudra werden die Hände mit ausgestreckten Fingern vor den Körper gehalten; die Handflächen weisen zum Körper, die Handrücken nach außen, die Daumen nach oben. Nun wird die linke Hand umgedreht, sodass der Daumen nach unten und die Handfläche nach außen weist. Dann werden die Finger aufeinandergelegt und gebeugt, sodass sie wie Haken ineinander greifen. Die Daumen werden angewinkelt. Dann wird ein leichter Zug ausgeübt: Die linke Hand zieht nach links, die rechte nach rechts (siehe Abbildung S. 46).

Meditation für das Verdauungssystem

- Sie sitzen gerade und still. Der Atem geht ruhig und zwanglos.
- Bleiben Sie einige Atemzüge lang so sitzen und beobachten Sie Ihren Körper. Wo berühren die Füße den Boden, welche Muskeln sind angespannt, wie ist Ihr Gesichtsausdruck, wie bewegt sich Ihr Atem?
- Versuchen Sie, sich ein inneres Bild von Ihrem Verdauungssystem zu machen. Dieses Bild muss weder »richtig« noch genau sein – es geht nur um Ihr Gefühl.
- Atmen Sie weiter zwanglos und ruhig, ohne einzugreifen. Vergegenwärtigen Sie sich Ihren Problempunkt – den Ort, der die körperliche Entsprechung zu Ihrem Problem, Ihrer Krankheit, Ihrem Leiden darstellt. Vergegenwärtigen Sie sich Ihren Harmoniepunkt – die Mudra, in der sich die angenehmen, guten Gefühle konzentrieren.

Bei der Ganesha-Mudra üben Sie mit beiden Händen einen leichten Zug nach außen aus.

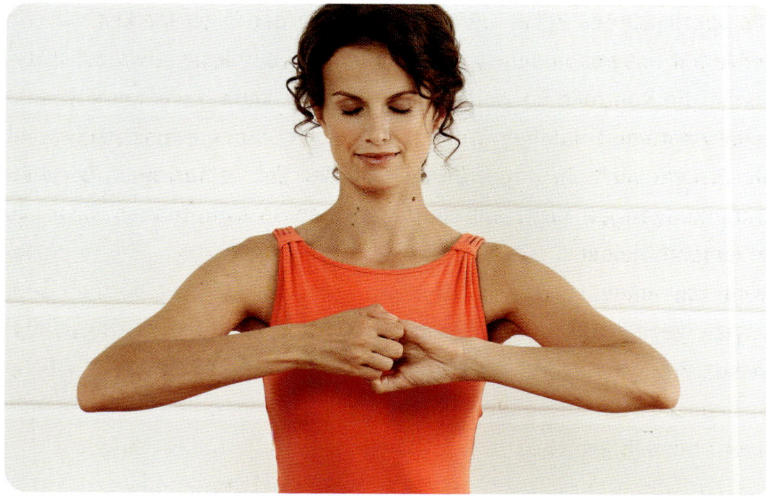

Nun beginnt der Hauptteil der Quanten-Meditation:

- Atmen Sie dreimal tief ein und aus.
- Wiederholen Sie Ihre Intention dreimal.
- Konzentrieren Sie sich auf Harmonie- und Problempunkt.
- Lassen Sie die beiden Kontaktpunkte in Ihrem Bewusstsein – so weit es Ihnen möglich ist – verschmelzen.

Tun Sie nun gar nichts mehr. Lassen Sie Ihren Geist still werden. Gedanken, Gefühle oder Wahrnehmungen, die auftauchen, nehmen Sie einfach an. Sie lassen sie kommen ... und gehen. Immer wenn Ihr Geist – und sei es nur für winzige Augenblicke – ganz zur Ruhe kommt, tritt Ihr reines Bewusstsein mit der Quantenebene in Kontakt, überträgt die zuvor aufgebaute Intention und löst den Harmonisierungsimpuls aus. Dann findet Heilung statt. Wenn ein Kontaktsignal wie z. B. eine unerwartete körperliche Empfindung auftaucht, nehmen Sie dieses wahr, lassen es aber ebenfalls kommen und gehen. Wenn Ihre Meditation beendet ist, strecken Sie sich, atmen tief ein und aus und beobachten, ob Sie eine Veränderung wahrnehmen können.

Das Immunsystem

Das Immunsystem ist unsere Verteidigung gegen Krankheitserreger, fremde Substanzen und fehlerhafte körpereigene Zellen wie z. B. Krebszellen. Das Immunsystem ist kein lokalisiertes Organ, sondern ein Netzwerk aus spezialisierten Zellen und Molekülen. In der Regel merken wir von der Arbeit unseres Immunsystems gar nichts, da dieses etwa bei Infektionen die Kontrolle so weit aufrechterhalten kann, dass keine Krankheitssymptome entstehen. Wenn das Immunsystem gut funktioniert und die Erreger nicht in ungewöhnlich großer Zahl eindringen, brechen Erkrankungen gar nicht aus oder verlaufen so symptomlos, dass sie unbemerkt bleiben.

Wenn das Immunsystem auf Gefahren wie etwa Mikroorganismen oder körpereigene Zellen nicht mehr angemessen reagieren kann, treten teilweise schwerwiegende Probleme auf: Es kann sowohl zu einer zu schwachen oder schlimmstenfalls keiner Immunabwehr kommen als auch zu einer übermäßigen Reaktion, die wiederum den Körper schädigt.

Das Immunsystem ist noch stärker als die meisten anderen »körperlichen« Systeme von seelischen Faktoren abhängig; insbesondere chronischer Stress stellt eine Gefahr für das Immunsystem dar. Deshalb stellt die Meditation eine der besten Möglichkeiten dar, um die Immunabwehr zu stärken.

Zu den Bestandteilen des Immunsystems gehören die folgenden:

- Barrieren wie die Haut, die mechanisch das Eindringen schädlicher Mikroorganismen verhindern
- Hochspezialisierte Zellen, die Krankheitserreger, fremde Substanzen und körpereigene fehlerhafte Zellen erkennen, markieren und zerstören und die teilweise im Lymphsystem tätig sind
- Proteine (Eiweiße), die Keime abwehren oder als Botenstoffe dienen
- Psychische Immunfaktoren

Unser Immunsystem arbeitet rund um die Uhr für uns – und meist bekommen wir von seiner Arbeit gar nichts mit. Wir spüren das Immunsystem erst, wenn es nicht mehr reibungslos funktioniert.

Vorbereitung – das Problem bestimmen

Das Immunsystem nehmen Sie nicht direkt wahr, sondern nur durch die Folgen, wenn es nicht ausreichend oder übertrieben reagiert. Beim Immunsystem kann es grundsätzlich zu zwei Schwierigkeiten kommen:

- **Immundefekte:** Wenn Teile des Immunsystems nicht mehr funktionieren, können selbst harmlose Krankheitserreger Erkrankungen mit schweren Verläufen verursachen. Es gibt angeborene Immundefekte – etwa SCID – und erworbene wie AIDS. Auch durch bestimmte Medikamente wie beispielsweise eine Chemotherapie können Autoimmunerkrankungen ausgelöst werden. Wenn das Immunsystem nur leicht z. B. durch Stress oder Mangelernährung geschwächt ist, zeigt sich diese Schwäche im häufigeren Auftreten alltäglicher Krankheiten und in deren längerem Verlauf.

- **Übermäßige Immunantwort:** Manche Krankheiten entstehen, wenn das Immunsystem zu stark reagiert und sich gegen eigene Körperzellen richtet. Beispiele dafür sind Diabetes Typ I, bei dem Zellen der Bauchspeicheldrüse vom Immunsystem attackiert werden, und Multiple Sklerose, bei der Antikörper gegen die Hülle der Nervenfasern gebildet werden. Eine sehr verbreitete Störung des Immunsystems stellen auch Allergien dar.

Probleme des Immunsystems

Um die für Sie passende Heilintention zu finden, sollten Sie sich nicht auf Diagnosen verlassen, sondern sich Ihre Symptome genau ansehen.

Die Probleme, die rund um das Immunsystem auftreten können, sind demnach sehr vielfältig. Gerade deshalb sollten Sie versuchen, sich möglichst wenig auf (Selbst-)Diagnosen oder Spekulationen zu verlassen, und sich Ihre Symptome ansehen. Wenn Sie das Gefühl haben, dass es Ihrem Körper nicht gelingt, Sie vor Krankheitserregern ausreichend zu schützen, oder wenn Sie spüren, dass Ihr Körper Sie über das Immunsystem angreift, dann eignet sich Quanten-Yoga sehr gut, um einen harmonischeren Zustand des Immunsystems herbeizuführen.

Es geht also um Ihr Gefühl. Wenn Sie spüren, dass Ihre »innere Selbstverteidigung« nicht richtig arbeitet, ist dieses Gefühl sicherlich nicht grundsätzlich falsch, selbst wenn eine medizinische Untersuchung keine diesbezüglichen Hinweise liefert. Für die Quanteneinstimmung spielt nur Ihr Empfinden eine Rolle, und dies sollte durch Ihre Heilintention (siehe unten) widergespiegelt werden.

Beispiele für Heilintentionen bei Immunproblemen

Wenn Sie häufig krank werden oder sich schwach fühlen und das Gefühl haben, dass Ihr Körper sich nicht richtig wehren kann:

- Mein innerer Kämpfer ist beweglich und voller Energie.
- Ich bin entspannt und sicher, denn meine innere Kraft schützt mich.
- In mir ist alles wach und klar, und das fühlt sich gut an.

Wenn Sie das Gefühl haben, dass Ihr Körper im Kampf mit sich selbst liegt und sich selbst Schaden zufügt:

- Ich bin ganz und völlig eins mit mir.
- Meine innere Selbstverteidigung ist meisterhaft und schützt mich in der bestmöglichen Weise.
- Ich liebe mich, und alles in mir liebt mich auch.

Wenn Sie unter einer Allergie wie z. B. Heuschnupfen leiden:

- Ich rieche, schmecke, berühre, sehe alles – und es tut gut.
- Wenn ich ... (das, worauf Sie allergisch reagieren) rieche/schmecke/einatme/esse/berühre, strömt wohlige Energie durch mich und gibt mir Kraft.
- Ich bin ganz frei, und all das, was zu mir kommt, ist gut für mich.

Wenn Sie wegen eines gesundheitlichen Problems in ärztlicher Behandlung sind, sollten Sie vor den Pranayama-Übungen immer Ihren Arzt zurate ziehen.

Erster Schritt – Quanten-Yoga-Pranayama

Kapalabhati bedeutet wörtlich »leuchtender Schädel«, denn bei intensivem Praktizieren dieser Übung kann die Empfindung einer großen Klarheit und Gedankenleere verbunden mit Lichterscheinungen auftreten. Üben Sie Kapalabhati deshalb nur kurz, da zwar der Energiefluss angeregt und das Immunsystem gestärkt werden, jedoch keine Bewusstseinsveränderungen auftreten sollen. Kapalabhati ist keine Pranayama im engeren Sinne, sondern eine Kriya, eine Reinigungsübung. Doch auch diese Übung setzt den Atem gezielt ein.

Besondere Hinweise

- **Das Ausatmen sollte aktiv mit kräftigem Atemmuskeleinsatz erfolgen. Das Einatmen findet durch die Entspannung der Atemmuskulatur statt. Einmal ein- und ausatmen dauert nur etwa eine Sekunde.**
- **Achten Sie auf Ihre Grenzen. Sollten Missempfindungen auftreten, brechen Sie die Übung ab und üben Sie später noch einmal langsamer und/oder mit weniger Wiederholungen.**
- **ACHTUNG: Wenn Sie unter Asthma leiden, fragen Sie bitte Ihren Arzt, ob diese Atemübung für Sie geeignet ist. Prinzipiell können auch Asthmatiker Kapalabhati üben. Es ist dann eventuell besser, etwas langsamer zu üben und die Luft durch die leicht zusammengepressten Lippen auszustoßen.**

Pranayama für das Immunsystem – Kapalabhati

- Atmen Sie dreimal tief ein und aus und lassen Sie so weit wie möglich alle Gedanken los.
- Stoßen Sie nun den Atem aktiv und kraftvoll durch die Nase aus – das anschließende Einatmen sollte selbstständig stattfinden. Atmen Sie auf diese Weise 20-mal.
- Wiederholen Sie die gesamte Übung dreimal. Atmen Sie anschließend dreimal tief ein und aus und lassen Sie Ihre Gedanken los.

Zweiter Schritt – Quanten-Yoga-Asana

Sarvangasana, der Schulterstand oder die Kerze, ist eine Asana, die Ihnen hilft, Ihren ganzen Organismus zu regenerieren. Diese Stellung sorgt für ein Gefühl der Harmonie und Einheit.

Bei Bluthochdruck sollten Sie vor Ausübung des Schulterstands unbedingt Ihren Arzt zurate ziehen.

Asana für das Immunsystem – Sarvangasana

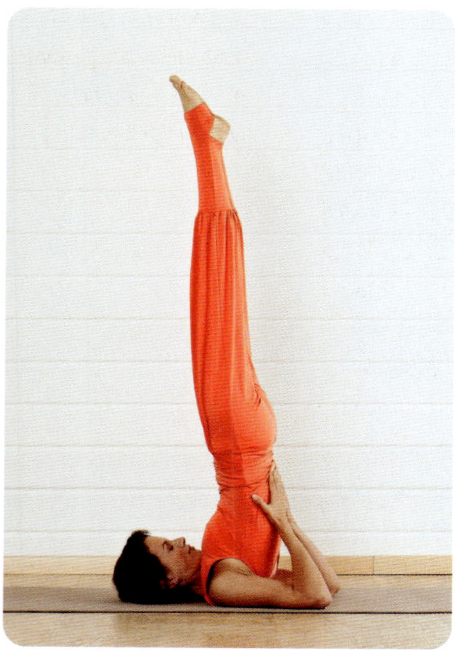

- Sie liegen auf dem Rücken, die Arme liegen entspannt neben dem Körper. Atmen Sie dreimal tief aus und ein.
- Mit der nächsten Ausatmung drücken Sie mit den Handflächen gegen den Boden und heben die gestreckten Beine an; es folgen das Becken sowie unterer und oberer Rücken. Beugen Sie nun die Arme und unterstützen Sie mit den Händen den Rücken. Strecken Sie Beine und Rücken ganz, sodass die Fußsohlen nach oben weisen.
- Atmen Sie fünfmal tief ein und aus. Beim Einatmen sprechen Sie innerlich Ihre Intention; beim Ausatmen lassen Sie so weit wie möglich alle Gedanken los und gehen noch etwas mehr in die Dehnung.
- Nach dem fünften Ausatmen lösen Sie die Stellung und kommen in umgekehrter Reihenfolge wieder in die Ausgangsstellung zurück: Zuerst lassen Sie die Beine ein wenig nach hinten fallen und senken das Becken ein wenig. Dann lösen Sie die Stütze der Hände am Rücken, legen die Arme an Ihre Seiten und unterstützen das lang-

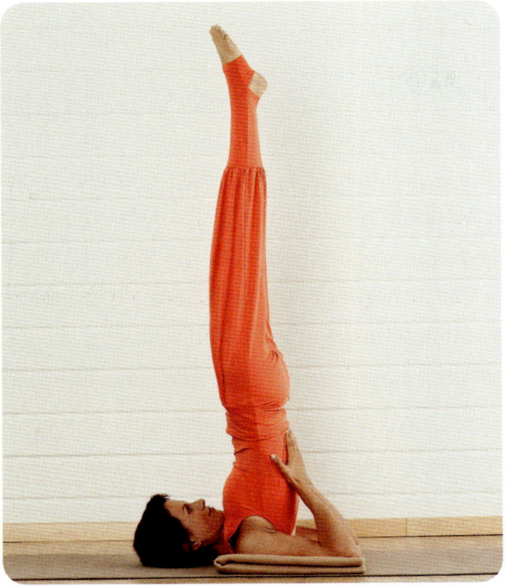

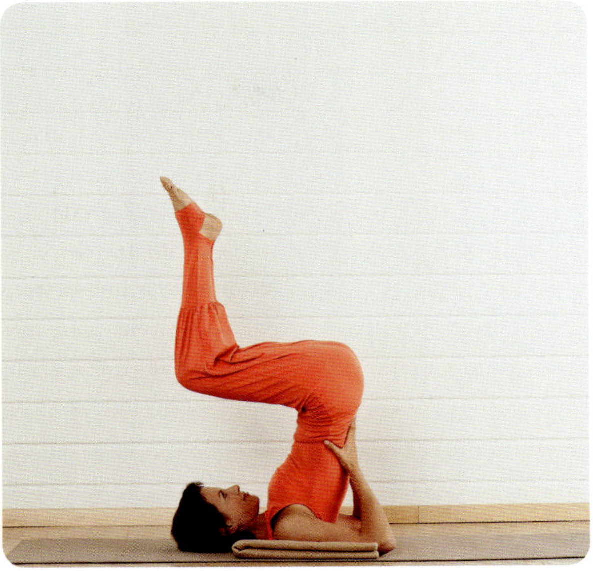

same Absenken durch Druck der Hände auf den Boden. Sie rollen nun ganz langsam nacheinander Brustwirbel, Lendenwirbel und Kreuzbein ab und senken die Beine auf den Boden. Entspannen Sie sich und atmen Sie dreimal tief ein und aus.

- Führen Sie insgesamt drei Wiederholungen durch.

Variationen

- **Nackenschonende Variante:** Falls Sie Probleme mit der Halswirbelsäule haben, sollten Sie den Schulterstand nicht wie beschrieben ausführen, sondern eine sanftere Variante wählen. Dazu legen Sie ein dicke Decke unter Ihre Schultern. Die Decke sollte so groß sein, dass auch die angewinkelten Arme darauf Platz haben. So kann Ihr Kopf nach hinten sinken, und der Nacken wird weit weniger gedehnt.
- **Variante zur Schonung der Lendenwirbelsäule:** Diese Variante ist auch als halber Schulterstand bekannt. Der Unterschied besteht darin, dass Sie die Beine nicht strecken, sondern in der Luft anwinkeln. Gleichzeitig machen Sie ein leichtes Hohlkreuz. Die Hände stützen etwas weiter unten, knapp über dem Becken. Auf diese Weise wird die Lendenwirbelsäule entlastet. Auch in der Halswirbelsäule entsteht weniger Druck – insbesondere, wenn Sie den halben Schulterstand mit der Decke aus Variation 1 kombinieren.

Wenn Sie Halswirbelsäulenbeschwerden haben, dürfen Sie nur eine sanfte Version dieser Asana (links) ausführen; die Variante rechts schont Ihre Lendenwirbelsäule.

Dritter Schritt – Quanten-Yoga-Meditation

Ihre Intention ist nun gut im Bewusstsein und Unterbewusstsein verankert. Jetzt kommen wir zum entscheidenden Schritt, bei dem die Quanteneinstimmung erfolgt: zur Meditation.

- Setzen Sie sich in eine Meditationshaltung, bei der der Rücken mühelos gerade gehalten werden kann und der Atem frei fließt.
- Nehmen Sie die folgende Mudrahaltung mit den Händen ein.
- Schließen Sie die Augen und atmen Sie ganz natürlich, ohne den Atem zu beeinflussen.

Mudra für das Immunsystem – Garuda-Mudra

Um die Garuda-Mudra zu bilden, legen Sie die rechte Hand auf den linken Handrücken. Die Finger sind gespreizt. Nun werden die Hände gegeneinander verschoben – die rechte Hand nach links, die linke Hand nach rechts –, bis sich die Daumen ineinander verhaken. Nun werden die Handflächen ein klein wenig nach oben gewendet.

Garuda, das Reittier des Gottes Vishnu, ist in der indischen Mythologie ein Mischwesen aus Mensch und Adler.

Meditation für das Immunsystem

- Sie sitzen gerade und still. Der Atem geht ruhig und zwanglos.
- Bleiben Sie einige Atemzüge lang so sitzen und beobachten Sie Ihren Körper. Wo berühren die Füße den Boden, welche Muskeln sind angespannt, wie bewegt sich Ihr Atem?
- Versuchen Sie, sich ein inneres Bild von Ihrem Immunsystem zu machen. Dieses Bild muss weder »richtig« noch genau sein – es geht nur um Ihr Gefühl.
- Atmen Sie weiter zwanglos und ruhig, ohne einzugreifen. Vergegenwärtigen Sie sich Ihren Problempunkt – den Ort, der die körperliche Entsprechung zu Ihrem Problem, Ihrer Krankheit, Ihrem Leiden darstellt. Vergegenwärtigen Sie sich Ihren Harmoniepunkt – die Mudra, in der sich die angenehmen, guten Gefühle konzentrieren.

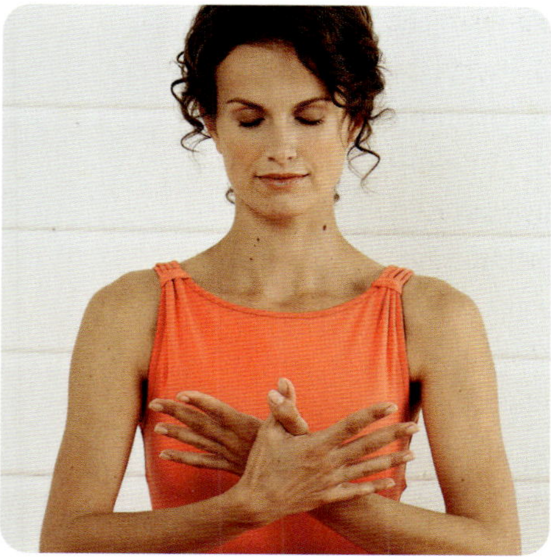

Nun beginnt der Hauptteil der Quanten-Meditation:

- Atmen Sie dreimal tief ein und aus.
- Wiederholen Sie Ihre Intention dreimal.

- Konzentrieren Sie sich auf Harmonie- und Problempunkt.
- Lassen Sie die beiden Kontaktpunkte in Ihrem Bewusstsein – so weit es Ihnen möglich ist – verschmelzen.

Tun Sie nun gar nichts mehr. Lassen Sie Ihren Geist still werden. Gedanken, Gefühle oder Wahrnehmungen, die auftauchen, nehmen Sie einfach an. Sie lassen sie kommen ... und gehen. Immer wenn Ihr Geist – und sei es nur für winzige Augenblicke – ganz zur Ruhe kommt, tritt Ihr reines Bewusstsein mit der Quantenebene in Kontakt, überträgt die zuvor aufgebaute Intention und löst den Harmonisierungsimpuls aus. Dann findet Heilung statt. Wenn ein Kontaktsignal wie z. B. eine unerwartete körperliche Empfindung auftaucht, nehmen Sie dieses wahr, lassen es aber ebenfalls kommen und gehen. Wenn Ihre Meditation beendet ist, strecken Sie sich, atmen tief ein und aus und beobachten, ob Sie eine Veränderung wahrnehmen können.

Die Haut ist nicht nur unsere Grenze zur Außenwelt, sondern auch das Sinnesorgan, über das wir Eindrücke wie Druck, Schmerz, Temperatur und Dehnung wahrnehmen.

Die Haut

Die Haut ist – vielleicht mit Ausnahme des Gehirns – unser vielseitigstes Organ. Zunächst einmal ist sie offensichtlich unsere Hülle, die uns vor schädlichen Einflüssen von außen schützt. Weitere Aufgaben sind Stoffwechselfunktionen, Temperaturregulation und Immunabwehr. Und natürlich ist sie das Organ eines der fünf Hauptsinne: Über die Haut findet die Tastwahrnehmung statt. Sie besteht aus verschiedenen Teilen:

- **Oberhaut (Epidermis):** Dies ist die äußere Schicht der Haut, die wir sehen – eigentlich sehen wir nur die erste Schicht der Epidermis, die Hornschicht. Es gibt jedoch noch vier weitere Schichten: die Glanzschicht, die Körnerzellenschicht, die Stachelzellschicht und die Basalschicht.
- **Lederhaut (Dermis):** Dieser Teil ist der aktivste Teil der Haut. Die Lederhaut ernährt und verankert die Oberhaut. Winzige Blutgefäße, die Kapillaren, befinden sich dort ebenso wie die Talg- und Schweißdrüsen, die Muskulatur und die Blutgefäße, die eine wichtige Rolle bei der Temperaturregulierung spielen.
- **Unterhaut (Subcutis):** Die Unterhaut ist die Unterlage für die darüberliegenden Hautschichten. In ihr befinden sich größere Blutgefäße, Nerven, Sinneszellen für Druckreize und das Unterhautfett.
- **Hautanhangsgebilde:** Dazu gehören die Haare, die Talgdrüsen, die Haarbalgmuskeln, die Nägel und die Schweißdrüsen.

Vorbereitung – das Problem bestimmen

Neben all den körperlichen Funktionen, die die Haut hat, ist sie auch noch unser »Repräsentationsorgan«: Sie ist das, was Menschen an uns sehen. Erst wenn sich Menschen besser kennenlernen, wird die Haut ein wenig durchlässig, und wir erkennen auch das Innere des anderen.
Eine Störung unserer Haut, unserer Hülle, ist meist sehr belastend – eben weil sie uns nach außen repräsentiert. Die Kosmetikindustrie ist dadurch ein Milliardengeschäft. Dabei kann keine Kosmetik die innere Schönheit, die nach außen strahlt, ersetzen.
Eine rein schulmedizinische Behandlung reicht bei Hautproblemen oft nicht aus. Die Seele zeigt sich in der Haut – und wenn in der Seele keine Harmonie ist, wird das häufig auch nach außen sichtbar. Mit Quanten-Yoga lösen Sie Hautprobleme von der untersten energetischen Ebene her auf und bilden die Grundlage für eine Haut, die Sie gern sehen, die Sie gern fühlen und die sich sehen lassen kann.

Probleme der Haut

Die Haut zeigt auch einige Dinge über unser Inneres: An ihr sehen wir das Alter, an den Falten sehen wir häufige Sorgen und Nöte; wir sehen auch, ob jemand häufig lacht oder verbittert ist.

Beim Quanten-Yoga geht es nicht um Diagnosen und Ursachenforschung. Für die medizinische Behandlung sind die körperlichen Ursachen natürlich wichtig; doch stößt die Medizin gerade bei der Haut oft an ihre Grenzen. Viele physiologische Ursachen für häufig auftretende Hautprobleme sind noch nicht geklärt. Beispielsweise bei Ekzemen: Man kennt zwar einige Faktoren, die Ekzeme auslösen – doch in vielen Fällen trifft keiner dieser Faktoren zu, und die Ursache bleibt völlig im Unklaren. Für Quanten-Yoga benötigen Sie keine Diagnose: Sie formulieren Ihre Intention so, dass Sie das, worunter Sie konkret leiden, in Harmonie bringen.

Beispiele für Heilintentionen bei Hautproblemen

Wenn Sie unter trockener, schuppiger Haut leiden:

- Meine Haut ist glatt und weich.
- Die Grenze meines Ichs ist stark und sicher und ganz lebendig.
- Es fühlt sich so gut an, in meiner Haut zu stecken.

Wenn Sie unter fettiger, glänzender Haut leiden:

- Meine Haut ist weich und aufnahmefähig.

- Es fühlt sich so angenehm an, meine Haut zu berühren.
- Ich bin aufnahmebereit und kann bei mir bleiben.

Wenn juckende oder nässende Ekzeme Sie belasten:

- Meine Haut ist ruhig und still, ich ruhe in mir.
- Ich höre auf den Rat meiner Haut und fühle mich wohl in mir.
- Meine Grenzen sind sicher, meine Haut ist glatt, ich bin gelassen.

Wenn Sie darunter leiden, dass Ihre Haut zu alt scheint:

- Meine Haut blüht, und ich fühle mich jung.
- Meine Haut ist ganz glatt und zart, so, wie es mir entspricht.
- Jedes Lächeln gibt meiner Haut neue Energie.

Scheuen Sie sich nicht, die Vorschläge für die Heilintentionen zu verändern. Es ist wichtig, dass die Intention für Sie passt, und dass Sie ein gutes Gefühl haben, wenn Sie sich Ihre Heilintention ins Bewusstsein rufen.

Erster Schritt – Quanten-Yoga-Pranayama

Uddhiyana Bandha ist Pranayama, da der Atem kontrolliert wird – aber es ist vor allem auch eine Reinigungsübung (Kriya). Gerade das macht sie besonders geeignet für unsere Aufgabe, den Stoffwechsel und damit auch die Haut zu harmonisieren. Die energetische Reinigung unterstützt die Quanteneinstimmung auf einer weiteren Ebene. Die Reinigungswirkung der Übung zeigt sich ebenfalls in der Haut.

Pranayama für die Haut – Uddhiyana Bandha

Die folgende Übung, die auch als Magenhub bezeichnet wird, wird im Stehen durchgeführt. Der Magen sollte dabei leer sein.

- Sie stehen aufrecht, die Füße sind schulterbreit auseinander. Gehen Sie leicht in die Knie und legen Sie die Hände so auf die Hüftknochen, dass die Daumen nach vorn weisen. Der Oberkörper ist leicht nach vorn geneigt.
- Atmen Sie tief ein und dann vollständig aus. Halten Sie den Atem im ausgeatmeten Zustand an – währenddessen lassen Sie die Bauchmuskulatur ganz locker und ziehen den Bauch gleichzeitig kräftig nach innen und oben. Halten Sie die Stellung so lange, wie es angenehm ist, ohne zu atmen. Lassen Sie – so weit es geht – alle Gedanken los.
- Atmen Sie nun tief ein und entspannen Sie den Bauch. Nach einigen Zwischenatmungen wiederholen Sie die Übung noch einmal.
- Führen Sie den Magenhub insgesamt dreimal aus.

Besondere Hinweise

- **Das Ausatmen sollte möglichst vollständig sein.**
- **Übertreiben Sie nicht mit dem Atemanhalten und achten Sie auf Ihre Grenzen.**
- **ACHTUNG: Wenn Sie im Bauchbereich eine Verletzung haben oder kürzlich operiert wurden, dürfen Sie diese Übung nicht machen!**

Zweiter Schritt – Quanten-Yoga-Asana

Die Natarajasana trägt dazu bei, dass die Quanteneinstimmung auch den Stoffwechsel und die Haut in ein harmonisches Gleichgewicht bringt.

Die Natarajasana oder Herr-des-Tanzes-Stellung erhöht die Balance – nicht nur im direkten, sondern auch im übertragenen Sinne.

Asana für die Haut – Natarajasana

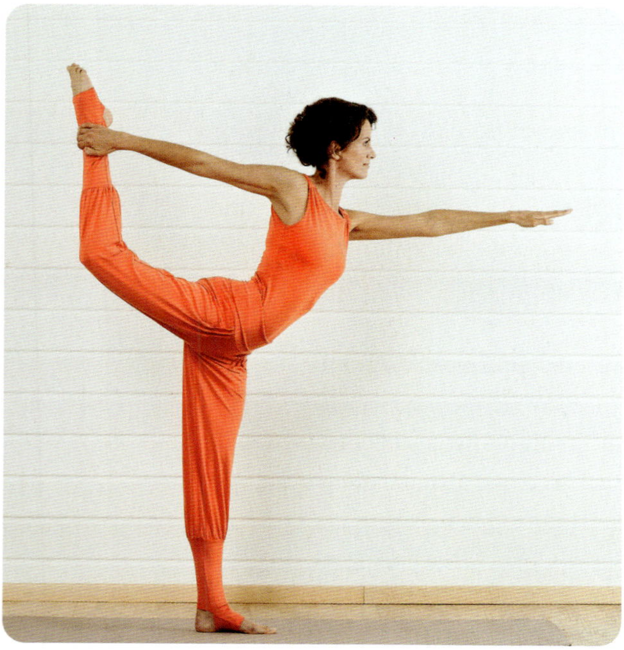

- Sie stehen aufrecht, mit geradem Rücken, aber entspannt; die Füße stehen direkt nebeneinander. Atmen Sie tief und ruhig. Ihre Arme hängen entspannt an den Seiten herab.
- Atmen Sie ein und heben Sie das rechte Knie, bis Sie mit der rechten Hand den rechten Fußknöchel fassen können.
- Atmen Sie aus und ziehen Sie den rechten Fuß hinter den Körper. Gleichzeitig heben Sie den linken Arm gestreckt vor dem Körper bis auf Schulterhöhe; er befindet sich nun parallel zum Boden.
- Versuchen Sie, die rechte Fußsohle – nicht die Zehen – nach oben zu drücken, während die rechte Hand das Fußgelenk hält; die Hand sollte nicht die Ferse in Richtung Rücken ziehen. Gleichzeitig strecken und heben Sie noch ein wenig die linke Hand.

- Atmen Sie in dieser Stellung dreimal tief ein und aus. Beim Einatmen sprechen Sie innerlich Ihre Intention; beim Ausatmen lassen Sie so weit wie möglich alle Gedanken los und gehen noch etwas mehr in die Dehnung. Nach dem dritten Ausatmen lösen Sie die Stellung. Wiederholen Sie die Übung nun zur anderen Seite.
- Führen Sie insgesamt drei Wiederholungen durch: Dreimal ziehen Sie das rechte Bein nach hinten und oben, dreimal das linke.

Variationen

- **Einfache Variante:** Heben Sie zunächst das rechte Knie vor den Körper, bis Sie mit der rechten Hand den rechten Fußknöchel fassen können. Lassen Sie dann das Knie so weit sinken und führen Sie das Bein so weit nach hinten, wie es noch bequem ist. Dabei kann die rechte Hand einen Zug nach hinten ausüben. Die linke Hand wird etwas höher gehoben, sodass linker Arm und rechter Oberschenkel auf einer Linie liegen.
- **Variante mit Hilfestellung:** Falls Sie anfangs große Schwierigkeiten mit dem Gleichgewicht haben, können Sie sich mit der nach vorn gestreckten Hand auf einem Tisch oder an einer Wand abstützen; versuchen Sie, allmählich immer weniger Gewicht auf diese Hand zu legen.

Bei der Natarajasana haben Sie zudem die Wahl zwischen einer einfacheren (links) und einer Variante mit Hilfestellung (rechts).

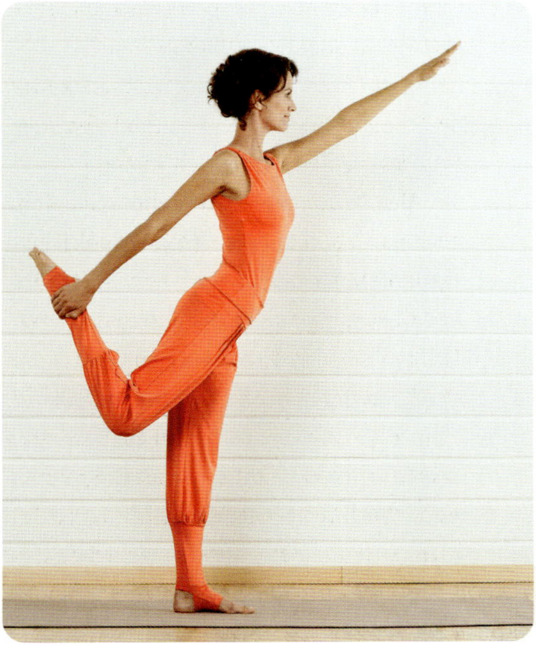

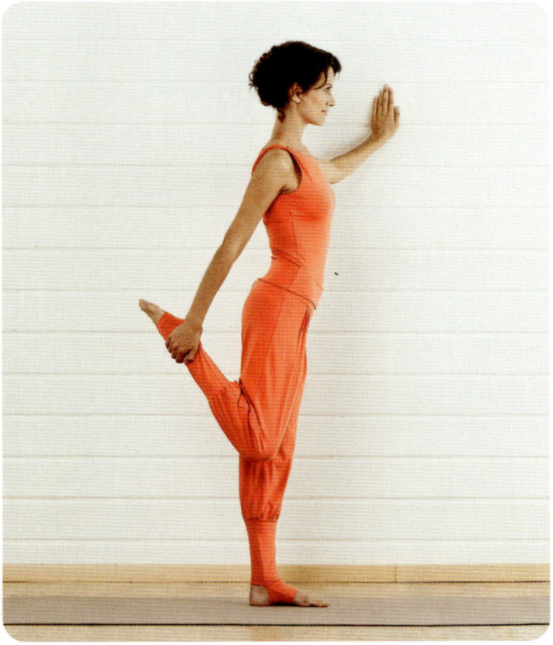

Dritter Schritt – Quanten-Yoga-Meditation

Ihre Intention ist nun gut im Bewusstsein und Unterbewusstsein verankert. Jetzt kommen wir zum entscheidenden Schritt, bei dem die Quanteneinstimmung erfolgt: zur Meditation.

- Setzen Sie sich in eine Meditationshaltung, bei der der Rücken mühelos gerade gehalten werden kann und der Atem frei fließt.
- Nehmen Sie die folgende Mudrahaltung mit den Händen ein.
- Schließen Sie die Augen und atmen Sie ganz natürlich, ohne den Atem zu beeinflussen.

Mudra für die Haut – Linga-Mudra

Bei dieser Mudrahaltung werden die Hände wie zum Gebet ineinander verschränkt, sodass sich die Daumen kreuzen. Anschließend wird der unten liegende Daumen nach oben gerichtet, und die Fingerkuppen des oben liegenden Daumens sowie des Zeigefingers derselben Hand werden ringförmig zusammengeführt.

Die Linga-Mudra unterstützt nicht nur die Hautfunktionen, sondern sorgt auch für Regeneration und Erholung.

Meditation für die Haut

- Sie sitzen gerade und still. Der Atem geht ruhig und zwanglos.
- Bleiben Sie einige Atemzüge lang so sitzen und beobachten Sie ganz achtsam Ihren Körper. Wo berühren die Füße den Boden, welche Muskeln sind angespannt, welche sind entspannt, wie ist Ihr Gesichtsausdruck, wie bewegt sich Ihr Atem?

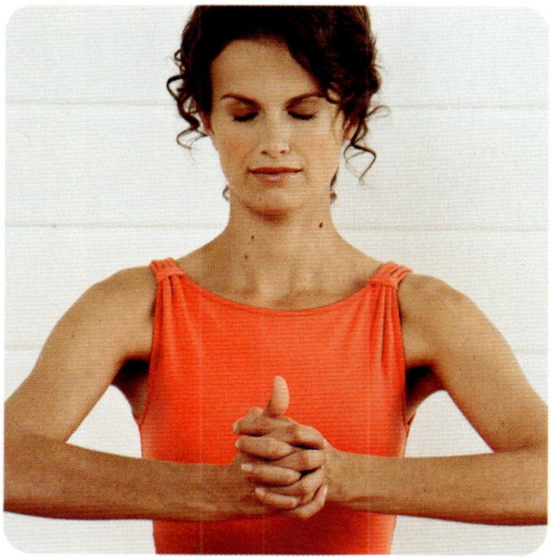

- Versuchen Sie, sich ein inneres Bild von Ihrer Haut zu machen. Dieses Bild muss weder »richtig« noch genau sein – es geht nur um Ihr Gefühl.
- Atmen Sie weiter zwanglos und ruhig, ohne einzugreifen. Vergegenwärtigen Sie sich Ihren Problempunkt – den Ort, der die körperliche Entsprechung zu Ihrem Problem, Ihrer Krankheit, Ihrem Leiden darstellt. Vergegenwärtigen Sie sich Ihren Harmoniepunkt – die Mudra, in der sich die angenehmen, guten Gefühle konzentrieren.

Nun beginnt der Hauptteil der Quanten-Meditation:

- Atmen Sie dreimal tief ein und aus.
- Wiederholen Sie Ihre Intention dreimal.

- Konzentrieren Sie sich auf Harmonie- und Problempunkt.
- Lassen Sie die beiden Kontaktpunkte in Ihrem Bewusstsein – so weit es Ihnen möglich ist – verschmelzen.

Tun Sie nun gar nichts mehr. Lassen Sie Ihren Geist still werden. Gedanken, Gefühle oder Wahrnehmungen, die auftauchen, nehmen Sie einfach an. Sie lassen sie kommen ... und gehen. Immer wenn Ihr Geist – und sei es nur für winzige Augenblicke – ganz zur Ruhe kommt, tritt Ihr reines Bewusstsein mit der Quantenebene in Kontakt, überträgt die zuvor aufgebaute Intention und löst den Harmonisierungsimpuls aus. Dann findet Heilung statt. Wenn ein Kontaktsignal wie z. B. eine unerwartete körperliche Empfindung auftaucht, nehmen Sie dieses wahr, lassen es aber ebenfalls kommen und gehen. Wenn Ihre Meditation beendet ist, strecken Sie sich, atmen tief ein und aus und beobachten, ob Sie eine Veränderung wahrnehmen können.

Der Bewegungsapparat besteht aus dem knöchernen Skelett, das die Form bewahrt; den Muskeln, die aktive Bewegung ermöglichen; den Sehnen, die als Kraftüberträger wirken, und den Bändern, die u. a. dazu dienen, belastete Gelenke zu festigen und zu sichern.

Der Bewegungsapparat

Der Bewegungsapparat ist ebenfalls ein Organsystem. Nur durch ihn kann der Körper in einer Form bleiben und sich zielgerichtet bewegen.

- **Die Knochen:** Der menschliche Körper besteht aus rund 206 Knochen. Diese üben zum einen eine Stützfunktion aus, zum anderen schützen sie aber auch innere Organe – etwa das Gehirn und die Organe im Beckenraum – und ermöglichen bestimmten Organen ihre Funktion – ohne den Brustkorb z. B. wäre die Atmung nicht möglich. Nicht zuletzt entstehen im Knochenmark neue Blutzellen.
- **Die Muskeln:** Die Muskeln ermöglichen die willentliche Bewegung; sie verbinden zwei Knochen über mindestens ein Gelenk hinweg – die Anspannung des Muskels verkürzt ihn und bewegt damit den Knochen. Da sich Muskeln nur aktiv zusammenziehen, aber nicht strecken können, gibt es zu jedem Muskel einen Gegenmuskel, der die jeweils entgegengesetzte Bewegung bewirkt.
- **Die Sehnen:** Unsere Muskeln sind nicht direkt mit den Knochen verbunden, sondern über Sehnen, die auf der einen Seite mit dem Muskel, auf der anderen mit dem Knochen verwachsen sind. Da bei der Bewegung Reibung entsteht, haben lange Sehnen Sehnenscheiden, die aus zwei mit Flüssigkeit gefüllten Hautschichten bestehen und die die Reibung verringern.

- **Die Bänder:** Sie liegen um die Gelenke herum oder auch innerhalb von Gelenken wie etwa im Knie. Ihre Aufgabe besteht darin, die Gelenke zu stützen.

Vorbereitung – das Problem bestimmen

Es ist schon fantastisch, wie alles zusammenspielt, damit wir uns bewegen können: Unser Bewegungsapparat ist, wie alle anderen Teile des Körpers, ein wahres Wunderwerk. Bewegung ist Leben. Wie sehr das stimmt, merkt man, wenn man körperlich unbeweglich wird. Doch es ist viel wichtiger, darauf zu sehen, was an Bewegung möglich ist, als darauf, was nicht möglich ist. Ein Mensch, der auf den Rollstuhl angewiesen ist, kann sich vielleicht nicht so frei bewegen wie einer, der das nicht ist – doch im Vergleich zu einem Yogameister oder einem Kunstturner sind die meisten Menschen sehr unbeweglich.

Die wahre Bewegung findet im Geistigen statt. Doch wenn wir uns nicht richtig bewegen können, oder wenn Bewegungen schmerzen, ist es schwer, das Geistige davon frei zu halten. Mit Quanten-Yoga legen Sie die Grundlage für eine Heilung von Disharmonien. Dafür ist es nicht nötig, die medizinische Erklärung für ein Problem zu kennen. Konzentrieren Sie sich darauf, was Sie einschränkt und wie der harmonische Zustand aussähe. Wichtig dabei ist, dass Sie sich diesen Zustand tatsächlich vorstellen können – je besser Ihnen das gelingt, desto deutlicher wird die Wirkung von Quanten-Yoga sein.

Vielleicht fragen Sie sich jetzt, wie Sie mit schmerzenden Gelenken, Muskeln oder Knochen auch noch eine Yogastellung einnehmen sollen. Das geht tatsächlich – indem Sie die Übung geistig ausführen. Das ist oft sogar wirksamer als die rein körperliche Ausführung – allerdings ist es, wie Sie feststellen werden, auch etwas schwieriger.

Probleme des Bewegungsapparats

Im Quanten-Yoga findet Heilung auf der untersten energetischen Ebene statt und führt von Grund auf eine Harmonisierung all dessen herbei, was nicht harmonisch ist. Ihre Intention, Ihr Bild davon, wie der harmonische Zustand bei Ihnen persönlich aussieht, spielt dabei eine große Rolle. Bei Problemen mit dem Bewegungsapparat kommt noch etwas hinzu: Hier sollte Ihre Intention keinesfalls statisch sein, sondern mit einem inneren bewegten Bild zusammenhängen.

Wenn Sie beispielsweise ein Knieproblem haben, könnte Ihre Intention lauten: »Mein Knie bewegt sich leicht und frei.« Gleichzeitig sollte dieser Intentionssatz ein Bild in Ihnen wecken, in dem Sie Ihr Knie tatsächlich leicht und frei bewegen! Denken Sie daran, dass die Intention nicht nur aus Worten, sondern auch aus Gedanken besteht. Vorschläge für entsprechende Heilintentionen finden Sie unten.

Beispiele für Heilintentionen bei Problemen mit dem Bewegungsapparat

Wenn Sie Schmerzen in den Gelenken haben oder Ihre Beweglichkeit in den Gelenken eingeschränkt ist:

- Mein ... (betroffener Körperteil) bewegt sich frei und leicht.
- Jede Bewegung bringt mir Freude und Wohlgefühl.
- Meine Gelenke bewegen sich wie frisch geschmiert.

Wenn Ihre Knochen leicht brechen oder wenn Sie sich gerade von einer Verletzung an den Knochen erholen:

- Meine Knochen sind stark und fest – ich kann mich voll und ganz auf sie verlassen.
- Alles wächst zusammen, was zusammengehört und mir Kraft gibt.
- Ich habe eine feste Stütze in mir.

Wenn Ihre Muskeln schwach oder gar gelähmt sind, wenn sie verspannt sind oder wehtun:

- Jede Bewegung gibt mir noch mehr Kraft.
- Mein ... (betroffener Körperteil) bewegt sich leicht und flexibel und fühlt sich gut an.
- Was ich anspannen will, wird stark; dabei bin ich ganz entspannt.

Wenn Ihre Sehnen und Bänder Ihnen nicht genug Halt geben, entzündet sind, oder wenn Sie gerade eine Verletzung an ihnen auskurieren:

- Alles hält mich fest zusammen, und ich fühle mich ganz sicher.
- Mein ... (der betroffene Körperteil) fühlt sich fest, aber flexibel und wohl an.
- Die Bewegung geht ganz leicht und kühl und macht mir Freude.

Nach der tantrischen Lehre wohnt die Kundalini, die Schlangenkraft, in jedem von uns und kann durch bestimmte Übungen erweckt werden. Ist sie erweckt, erfahren wir uns als eins mit den kosmisch-spirituellen Kräften.

Erster Schritt – Quanten-Yoga-Pranayama

Bhastrika bedeutet so viel wie Blasebalg. Die Übung wird von fortgeschrittenen Yogis eingesetzt, um die Kundalini, die Schlangenkraft, die von der Basis der Wirbelsäule nach oben in den Schädel fließt, zu erwecken. Das bedarf allerdings sehr intensiver Übung und Vorbereitung.

Besondere Hinweise

- **Einatmen und Ausatmen dauern etwa gleich lang – 1 bis 2 Sekunden –, sind aber verhältnismäßig kurz, da beide kraftvoll erfolgen.**
- **Das Heben und Senken der Arme soll die Atembewegung unterstützen. Ob Sie die Arme vor dem Körper oder seitlich heben, ob sie angewinkelt oder gestreckt sind, spielt keine Rolle – probieren Sie aus, mit welcher Bewegung Sie sich am wohlsten fühlen.**

Pranayama für den Bewegungsapparat – Bhastrika

Wir setzen die Bhastrika sehr sanft ein, sodass ihre Wirkung vornehmlich in einer Harmonisierung des gesamten Organismus besteht und dabei insbesondere die Wirbelsäule positiv beeinflusst wird.

- Atmen Sie einige Male entspannt ein und aus.
- Vertiefen Sie mit der nächsten Einatmung die Atembewegung. Atmen Sie kraftvoll ein, sodass sich Brust und Bauch weiten. Heben Sie dabei die Arme bis auf Schulterhöhe an. Ihre Hände bilden nun nach oben geöffnete Schalen.
- Die kraftvolle Ausatmung beginnt, sobald die Einatmung beendet ist und die Hände in Höhe der Schultern sind. Gleichzeitig drehen sich Ihre Hände, als würden Sie die Schalen ausgießen, und die Arme bewegen sich mit den Händen nach unten, bis die Hände in Nabelhöhe stehen.
- Wiederholen Sie dieses Ein- und Ausatmen, verbunden mit der Handbewegung, siebenmal. Atmen Sie ein letztes Mal ein und halten Sie den Atem an. Senken Sie nun das Kinn auf die Brust und atmen Sie entspannt ein und aus; dabei entsteht ein Geräusch in der Kehle.
- Heben Sie den Kopf nun wieder und beginnen Sie die gesamte Übung von vorn. Insgesamt wiederholen Sie die Übung dreimal.

Zweiter Schritt – Quanten-Yoga-Asana

Die Sethu Bandhasana oder Brückenhaltung stimuliert die obere Wirbelsäule und wirkt beruhigend auf die Gehirntätigkeit. Aufgrund ihrer harmonisierenden Wirkung auf das Hormonsystem ist diese Asana sehr gut geeignet, um Problemen an den Knochen entgegenzuwirken. Wenn Sie Halswirbelsäulenbeschwerden oder gar eine Verletzung in diesem Bereich haben, dürfen Sie nur eine sanfte Version dieser Asana ausführen und auch das nur nach Absprache mit Ihrem Arzt.

Asana für den Bewegungsapparat – Sethu Bandhasana

- Sie liegen entspannt auf dem Boden. Die Beine sind aufgestellt, die Fußsohlen liegen ganz auf dem Boden auf. Ihre Hände liegen an Ihren Seiten. Atmen Sie in dieser Position dreimal tief ein und aus.
- Mit dem nächsten Ausatmen drücken Sie Fußsohlen und Hände gegen den Boden und heben gleichzeitig das Becken – mindestens so weit, dass Brust, Bauch und Oberschenkel auf einer Ebene liegen. Heben Sie dann den Po noch etwas weiter, bis die Oberschenkel parallel zum Boden verlaufen – Brust, Bauch und Oberschenkel bilden nun einen Bogen, ebenso Oberschenkelrückseiten sowie unterer und oberer Rücken.
- Atmen Sie in dieser Stellung dreimal tief ein und aus. Beim Einatmen sprechen Sie innerlich Ihre Intention; beim Ausatmen lassen Sie so weit wie möglich alle Gedanken los, entspannen alle nicht für die Stellung benötigten Muskeln und gehen noch etwas mehr in die Dehnung.
- Nach dem dritten Ausatmen lösen Sie die Stellung und senken das Becken wieder zum Boden. Führen Sie insgesamt drei Wiederholungen dieser Übung aus.

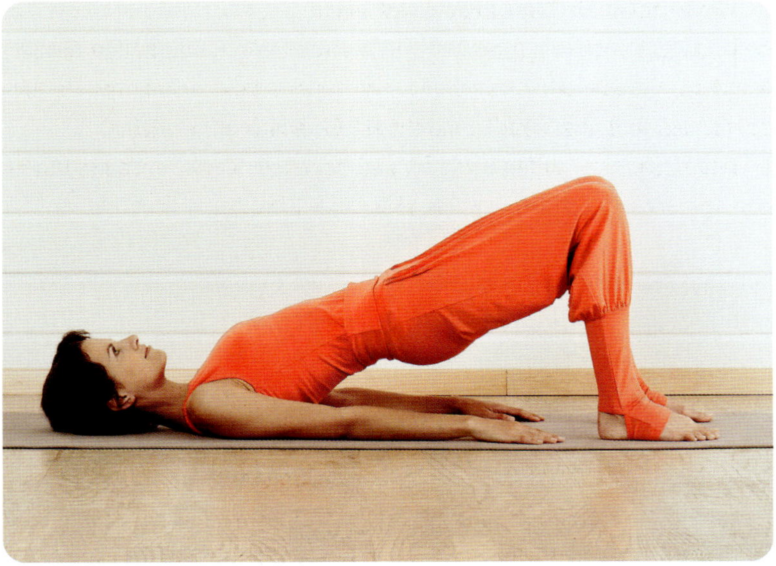

Die Sethu Bandhasana oder Brückenstellung harmonisiert auch das Hormonsystem des Körpers.

Alternativ können Sie bei der Sethu Bandhasana eine nackenschonende Variante (Abbildung rechts) oder eine Variante für Fortgeschrittene (Abbildung S. 65 oben) ausführen.

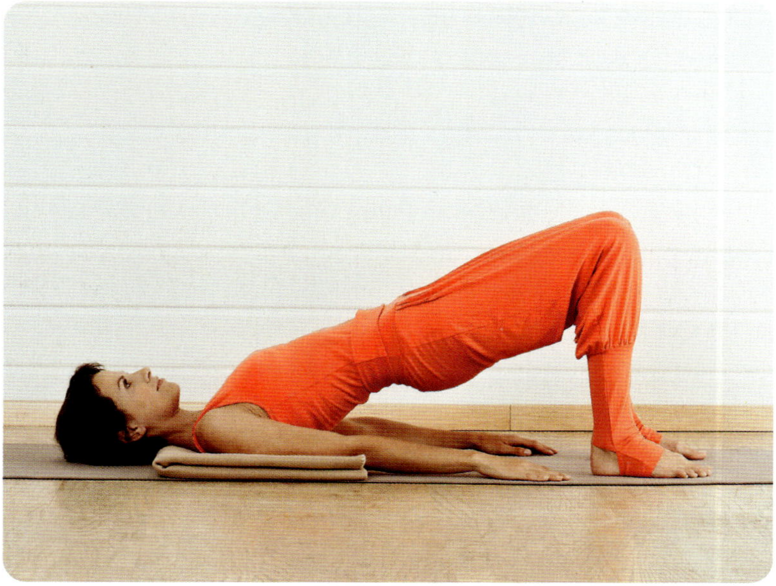

Variationen

- **Nackenschonende Variante:** Falls Sie Probleme mit Ihrer Halswirbelsäule haben, legen Sie eine dicke, eventuell noch gefaltete Decke unter Ihre Schultern. Wenn Sie auf diese Weise üben, kann Ihr Kopf nach hinten sinken, sodass der Nacken weit weniger gedehnt wird.
- **Variante für Fortgeschrittene:** Bringen Sie die Füße näher an das Gesäß heran und fassen Sie Ihre Fußgelenke. Dann können Sie das Becken noch etwas weiter anheben.

Dritter Schritt – Quanten-Yoga-Meditation

Ihre Intention ist nun gut im Bewusstsein und Unterbewusstsein verankert. Jetzt kommen wir zum entscheidenden Schritt, bei dem die Quanteneinstimmung erfolgt: zur Meditation.

- Setzen Sie sich in eine Meditationshaltung, bei der der Rücken mühelos gerade gehalten werden kann und der Atem frei fließt.
- Nehmen Sie die folgende Mudrahaltung mit den Händen ein.
- Schließen Sie die Augen und atmen Sie ganz natürlich, ohne den Atem zu beeinflussen.

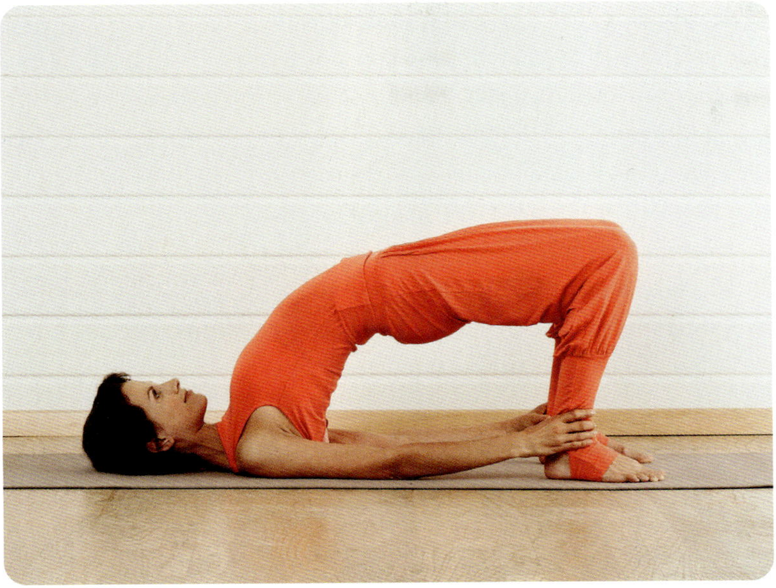

Yoni-Mudra für den Bewegungsapparat

Die Yoni-Mudra entsteht, indem sich beide Hände an allen Fingerkuppen berühren – der rechte Daumen berührt den linken Daumen, der rechte Zeigefinger den linken usw. Der Daumen weist dabei in die entgegengesetzte Richtung der übrigen Finger. Diese Mudra wird so vor dem Körper gehalten, dass die Daumen nach oben und die gestreckten Finger nach unten weisen und die Hände eine mandelförmige Öffnung bilden.

Das Halten der Yoni-Mudra symbolisiert die Hinwendung zum Mutterschoß.

Meditation für den Bewegungsapparat

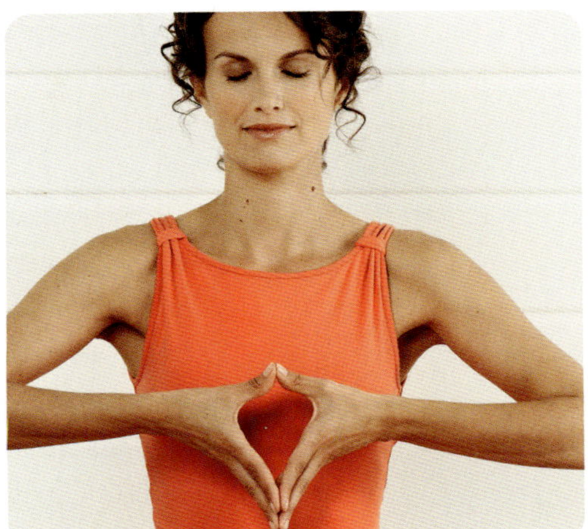

- Sie sitzen gerade und still. Der Atem geht ruhig und zwanglos.
- Bleiben Sie einige Atemzüge lang so sitzen und beobachten Sie Ihren Körper. Wo berühren die Füße den Boden, welche Muskeln sind angespannt, wie ist Ihr Gesichtsausdruck, wie bewegt sich Ihr Atem?
- Versuchen Sie, sich ein inneres Bild von Ihrem Bewegungsapparat zu machen. Dieses Bild muss weder »richtig« noch genau sein – es geht einzig und allein um Ihr Gefühl.

- Atmen Sie weiter zwanglos und ruhig, ohne einzugreifen. Vergegenwärtigen Sie sich Ihren Problempunkt – den Ort, der die körperliche Entsprechung zu Ihrem Problem, Ihrer Krankheit, Ihrem Leiden darstellt. Vergegenwärtigen Sie sich Ihren Harmoniepunkt – die Mudra, in der sich die angenehmen, guten Gefühle konzentrieren.

Nun beginnt der Hauptteil der Quanten-Meditation:

- Atmen Sie dreimal tief ein und aus.
- Wiederholen Sie Ihre Intention dreimal.
- Konzentrieren Sie sich auf Harmonie- und Problempunkt.
- Lassen Sie die beiden Kontaktpunkte in Ihrem Bewusstsein – so weit es Ihnen möglich ist – verschmelzen.

Tun Sie nun gar nichts mehr. Lassen Sie Ihren Geist still werden. Gedanken, Gefühle oder Wahrnehmungen, die auftauchen, nehmen Sie einfach an. Sie lassen sie kommen ... und gehen. Immer wenn Ihr Geist – und sei es nur für winzige Augenblicke – ganz zur Ruhe kommt, tritt Ihr reines Bewusstsein mit der Quantenebene in Kontakt, überträgt die zuvor aufgebaute Intention und löst den Harmonisierungsimpuls aus. Dann findet Heilung statt. Wenn ein Kontaktsignal wie z. B. eine unerwartete körperliche Empfindung auftaucht, nehmen Sie dieses wahr, lassen es aber ebenfalls kommen und gehen. Wenn Ihre Meditation beendet ist, strecken Sie sich, atmen tief ein und aus und beobachten, ob Sie eine Veränderung wahrnehmen können.

Manchmal kann es bei der Quanteneinstimmung zu heftigen Reaktionen wie etwa zum Umfallen kommen. Sichern Sie sich beim Üben immer gut ab.

Das Nervensystem

Das Nervensystem ist das wichtigste Kommunikationssystem des Körpers; seine Zentrale, das Gehirn, stellt die Schaltzentrale zwischen Bewusstsein, Unterbewusstsein und Tiefenbewusstsein dar, das körperliche Vorgänge regelt. Das Nervensystem ist ein riesiges Netzwerk – viel komplexer als das Internet.

Als Organsystem hat es die Aufgabe, Informationen über den Organismus und die Umwelt auszuwerten, zu verarbeiten und Reaktionen in Gang zu setzen. Die Komplexität unseres Nervensystems ist mit keinem anderen Gebilde im bekannten Universum vergleichbar. Es enthält mehr Nervenzellen als unsere Milchstraße Sterne. Doch existieren diese Milliarden von Zellen nicht unabhängig voneinander – sie stehen alle miteinander in Verbindung, kommunizieren und beeinflussen einander. Jedes Gehirn ist absolut einmalig. Selbst eineiige Zwillinge haben deutlich unterschiedliche Gehirne. Schon im Mutterleib beginnen die Nervenzellen mit der Vernetzung untereinander. Die mögliche Zahl an Verbindungen übersteigt alles, was man sich nur vorstellen kann, und selbst das, was man sich nicht vorstellen kann: Sie ist größer, als die Zahl der Atome im gesamten Universum.

Unser Nervensystem kann man grob in zwei Teile gliedern:

- Das Zentralnervensystem (ZNS) besteht aus Gehirn und Rückenmark und erfüllt unterschiedliche Funktionen. Es nimmt die Reize aus allen Sinnesorganen auf und verarbeitet sie zu einem Gesamtbild der Umwelt. Es koordiniert alle willkürlichen und die meisten unwillkürlichen Muskelbewegungen. Es koordiniert die Wechselwirkungen zwischen den Organen. Es steuert hormonelle Vorgänge.
- Mit dem Begriff »Peripheres Nervensystem« (PNS) fasst man den Teil des Nervensystems zusammen, der außerhalb des ZNS liegt. Der Hauptunterschied zwischen ZNS und PNS besteht darin, dass das PNS weniger geschützt liegt – weder durch Knochen noch durch biologische Mechanismen wie die Blut-Hirn-Schranke.

Zugespitzt könnte man sagen, dass die Welt in unserem Kopf entsteht – denn jede Sinneswahrnehmung wird zuerst an das Gehirn weitergeleitet, wo sie abgeglichen und verarbeitet wird.

Somatisches und vegetatives Nervensystem

Die Trennung zwischen ZNS und PNS ist schwierig, denn viele Nervenzellen haben Ihren Zellkörper im ZNS, erstrecken sich aber ins PNS. Wenn man nach Funktion unterscheidet, kann man das Nervensystem aber auch anders unterteilen:

- Das somatische Nervensystem ist für willkürliches und bewusstes Handeln zuständig.
- Das vegetative Nervensystem besteht aus Sympathikus, Parasympathikus (siehe S. 35) und enterischem Nervensystem (ENS), dem sogenannten Darmnervensystem; es steuert außerhalb des Bewusstseins ablaufende Körperfunktionen.

Doch auch diese Unterteilung ist wie alle künstlichen Trennungen nicht wirklich eindeutig. Denn durch mentale Bilder, durch Meditation, Asanas oder Pranayama, aber auch durch einfache Entspannungsübungen wie autogenes Training kann das vegetative Nervensystem über das Bewusstsein beeinflusst werden. Nirgendwo sonst zeigt sich so deutlich, dass Körper, Seele und Geist eins sind.

Vorbereitung – das Problem bestimmen

Da das Nervensystem so komplex ist, können im Zusammenhang mit ihm die unterschiedlichsten Schwierigkeiten auftreten. Sogenannte seelische Störungen sind mitunter Störungen im Nervensystem: Es herrscht ein Ungleichgewicht an Botenstoffen, und die Kommunikation gerät durcheinander.

Wahrnehmungsstörungen hängen oft mit dem Nervensystem und nicht mit dem jeweiligen Sinnesorgan zusammen. Durch Krankheitserreger und Gifte kann das Nervensystem geschädigt werden. Und dann können Nervenzellen, wie alle anderen Zellen auch, außer Kontrolle geraten und als Krebszellen wuchern.

Beim jetzigen Stand der Forschung können wir noch nicht einmal hoffen, das Nervensystem und vor allem das Gehirn vollständig zu verstehen. Das ist für das Quanten-Yoga glücklicherweise auch nicht nötig – es geht um Ihr augenblickliches Gefühl und um Ihr Idealgefühl.

Oft sind nervöse Beschwerden auch eine Folge von Stress. Versuchen Sie, sich möglichst regelmäßig zu entspannen und bei der Arbeit Pausen einzuhalten.

Probleme des Nervensystems

Wenn Ihr Nervensystem Schwierigkeiten hat, werden Sie das vermutlich nicht so allgemein formulieren; Sie werden nicht sagen: »Ich habe ein Problem mit meinem Nervensystem.« Es handelt sich wahrscheinlich vielmehr um konkretere Empfindungen. Vielleicht haben Sie Taubheitsgefühle in Extremitäten oder unangenehme, kribbelnde oder brennende Wahrnehmungen. Vielleicht sind es Schmerzen. Vor allem bei Kopfschmerzen denken Sie vielleicht, dass das Gehirn wehtäte – das Gehirn selbst hat aber gar keine Schmerzrezeptoren. Vielleicht sind es Sehstörungen, die Sie beunruhigen, Schwindelgefühle, Ohrgeräusche (Tinnitus) oder Konzentrationsschwierigkeiten.

Doch denken Sie immer daran: Beim Quanten-Yoga geht es nicht darum, eine richtige Diagnose zu stellen – das ist für den Arzt und für eine gute schul- oder alternativmedizinische Behandlung wichtig. Im Quanten-Yoga geht es um Ihre Wahrnehmung. Machen Sie sich bewusst, worunter Sie konkret leiden, und formulieren Sie eine Heilintention. Die Intention drückt aus, welchen harmonischen Zustand Sie anstreben. Passen Sie die im Folgenden vorgeschlagenen Intentionen Ihren persönlichen Bedürfnissen an.

Beispiele für Heilintentionen bei Problemen mit dem Nervensystem

Wenn Sie Probleme mit den Sinnesorganen haben:

- Ich höre (sehe, rieche, schmecke, taste) klar und deutlich.
- Meine Verbindung mit der Außenwelt ist frei und leicht.

Wenn Sie Schwierigkeiten mit geistigen Funktionen wie dem Gedächtnis oder der Konzentration haben:

- Mein Geist ist wach, aktiv und voller Energie.
- Ich nehme auf, was wichtig ist, ich lasse los, was mich belastet.

Wenn Sie Probleme damit haben, Bewegungen zu koordinieren, wenn Sie unter Muskelzucken, dem Restless-Legs-Syndrom oder Ticks leiden:

- Mein Körper folgt meinem Willen, und mein Wille ist ruhig und stark.
- Ich gebe die Kontrolle auf und gewinne dadurch Kontrolle.

Wenn Sie unter Migräne leiden:

- Der Kopf ist ruhig, und alles, was geschieht, bringt Leichtigkeit.
- Licht und Klang beruhigen mein Gehirn. In mir ist Freude.

Bei einem Tick ziehen sich Muskeln oder Muskelgruppen unwillkürlich kurz zusammen. Solche Muskelzuckungen sind oft auch Bestandteil des Tourette-Syndroms.

Erster Schritt – Quanten-Yoga-Pranayama

Die folgende Pranayama-Übung wirkt sich u.a. sehr positiv auf die Funktionen des Nervensystems aus. Die Übung heißt Anuloma viloma oder Wechselatmung; wir werden sie mit einem zusätzlichen Teil verbinden, einer sogenannten Bandha, einem »Verschluss«. Dieser Verschluss hilft dabei, die Energie in die gewünschten Bahnen zu lenken. Vor allem wird die Parasympathikusaktivität erhöht, was für Beruhigung und Regeneration sorgt. Überdies senkt die Übung auch den systolischen Blutdruck und stärkt die Willenskraft. Diese Wirkungen unterstützen die Wirkung der Quanteneinstimmung auf einer weiteren Ebene.

Pranayama für das Nervensystem – Anuloma viloma/Mula Bandha

- Atmen Sie einige Mal entspannt ein und aus.
- Legen Sie nach der nächsten tiefen Ausatmung Zeige- und Mittelfinger der rechten Hand auf die Stirnmitte. Verschließen Sie das rechte Nasenloch mit dem rechten Daumen, indem Sie den Daumen gegen den Nasenflügel drücken, und atmen Sie durch das linke Nasenloch tief ein.

- Verschließen Sie anschließend auch das linke Nasenloch mit dem Ringfinger, indem Sie den Finger gegen den linken Nasenflügel drücken, ohne den Daumenverschluss des rechten Nasenlochs zu lösen. Gleichzeitig setzen Sie Mula Bandha ein; Mula Bandha wenden Sie an, indem Sie den Anusschließmuskel zusammenziehen. Halten Sie währenddessen nun kurz den Atem an.
- Öffnen Sie den Daumenverschluss des rechten Nasenlochs und Mula Bandha, atmen Sie durch das rechte Nasenloch tief aus und lassen Sie alle Gedanken los.
- Atmen Sie durch das rechte Nasenloch ein, das linke Nasenloch bleibt durch den Ringfinger verschlossen.
- Verschließen Sie nun das rechte Nasenloch wieder mit dem Daumen, sodass beide Nasenlöcher verschlossen sind, und setzen Sie erneut Mula Bandha ein.
- Lösen Sie anschließend den Verschluss des linken Nasenlochs durch den Ringfinger und beginnen Sie den Zyklus von vorn. Wiederholen Sie den Ablauf insgesamt dreimal.
- Lösen Sie dann die Hand von der Nase und atmen Sie einige Male aus und ein. Nach der nächsten Ausatmung wiederholen Sie den Zyklus wiederum dreimal; dieses Mal üben Sie die Verschlüsse mit der linken Hand aus und beginnen damit, das linke Nasenloch mit dem linken Daumen zu verschließen.

Denken Sie beim Erlangen der Gedankenleere an das Nichtwollen und versuchen Sie nicht krampfhaft, an nichts zu denken.

Besondere Hinweise

- **Mula Bandha fällt manchen Menschen schwer, da sie nicht wissen, wie sie den Anusschließmuskel anspannen sollen. Stellen Sie sich vor, Sie würden Wasser lassen und den Strahl anhalten – dann spannen Sie den richtigen Muskel an.**
- **Das Ausatmen sollte etwa so lange dauern wie Einatmen und Atemanhalten zusammen.**
- **Lassen Sie beim Ausatmen alle Gedanken und Gefühle los und versuchen Sie, zu einem Zustand der Gedankenleere zu gelangen.**
- **Übertreiben Sie nicht beim Atemanhalten und achten Sie auf Ihre Grenzen!**

Zweiter Schritt – Quanten-Yoga-Asana

Die Vrikshasana oder Baumstellung wirkt sehr stabilisierend für das Nervensystem. Das Gleichgewicht kann umso besser gehalten werden, je ruhiger der Geist ist – und wenn Sie das körperliche Gleichgewicht üben, kehrt auch seelisches Gleichgewicht leichter ein.

Asana für das Nervensystem – Vrikshasana

- Sie stehen aufrecht, mit geradem Rücken, aber entspannt; die Füße stehen direkt nebeneinander. Atmen Sie tief und ruhig. Ihre Arme hängen entspannt an den Seiten herab.
- Atmen Sie ein und heben Sie das rechte Knie. Fassen Sie mit der rechten Hand den rechten Fußknöchel und ziehen Sie den Fuß an die Innenseite des linken Oberschenkels. Führen Sie die Hände mit den Handflächen gegeneinander vor die Brust.
- Atmen Sie in dieser Stellung siebenmal tief ein und aus. Beim Einatmen sprechen Sie innerlich Ihre Intention; beim Ausatmen lassen Sie so weit wie möglich alle Gedanken los, entspannen alle nicht für die Stellung benötigten Muskeln und gehen noch etwas mehr in die Dehnung.
- Nach dem dritten Ausatmen lösen Sie die Stellung und kommen wieder in den Stand auf beiden Beinen zurück. Wiederholen Sie die Übung nun zur anderen Seite. Führen Sie insgesamt zwei Wiederholungen aus: Zweimal stehen Sie auf dem linken Bein und zweimal auf dem rechten.

Die Vrikshasana oder Baumstellung schult Ihr Gleichgewichtsgefühl.

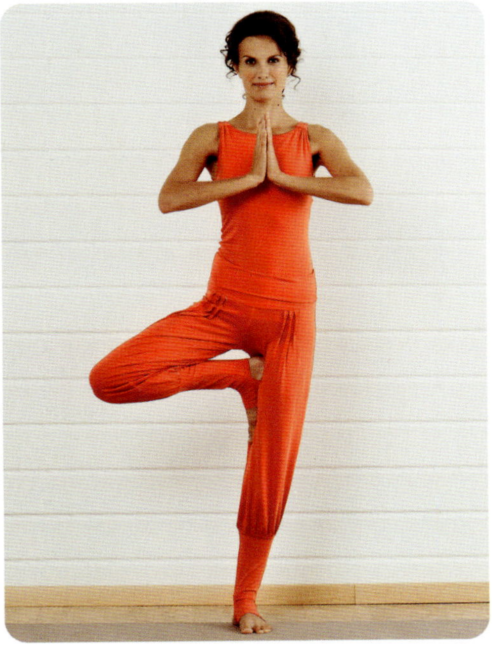

Variationen

- **Einfache Variante:** Zur Vereinfachung legen Sie die Fußsohle des angehobenen Beins an den Unterschenkel, sodass die Zehen das Fußgelenk des Standbeins berühren (siehe Abbildung S. 72 links). Falls Sie anfangs Schwierigkeiten mit dem Gleichgewicht haben, können Sie auch nur eine Ferse anheben und sie an das Fußgelenk des Standbeins legen.

● **Variante für Fortgeschrittene:** Wenn Sie schon sehr geübt in der Baumstellung sind, legen Sie nicht die Fußsohle an den Oberschenkel, sondern ziehen den Fuß weiter, bis Sie den Fußrücken in die gegenüberliegende Leiste legen können. Das erfordert eine höhere Beweglichkeit, ist aber stabiler. Um den Gleichgewichtssinn noch besser anzusprechen, heben Sie die gefalteten Hände, bis die Arme gestreckt über dem Kopf stehen.

Dritter Schritt – Quanten-Yoga-Meditation

Ihre Intention ist nun gut im Bewusstsein und Unterbewusstsein verankert. Jetzt kommen wir zum entscheidenden Schritt, bei dem die Quanteneinstimmung erfolgt: zur Meditation.

● Setzen Sie sich in eine Meditationshaltung, bei der der Rücken mühelos gerade gehalten werden kann und der Atem frei fließt.

● Nehmen Sie die folgende Mudrahaltung mit den Händen ein.

● Schließen Sie die Augen und atmen Sie ganz natürlich, ohne den Atem zu beeinflussen.

Bei der Baumstellung können Sie alternativ eine einfachere Variante (links) und eine Variante für Fortgeschrittene (rechts) wählen.

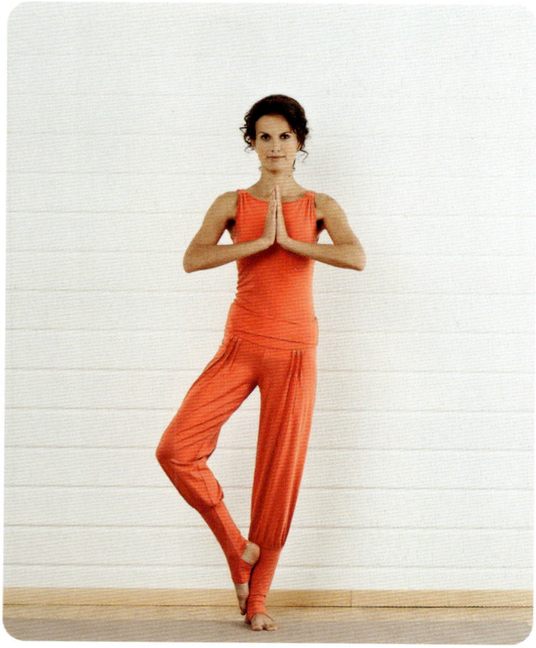

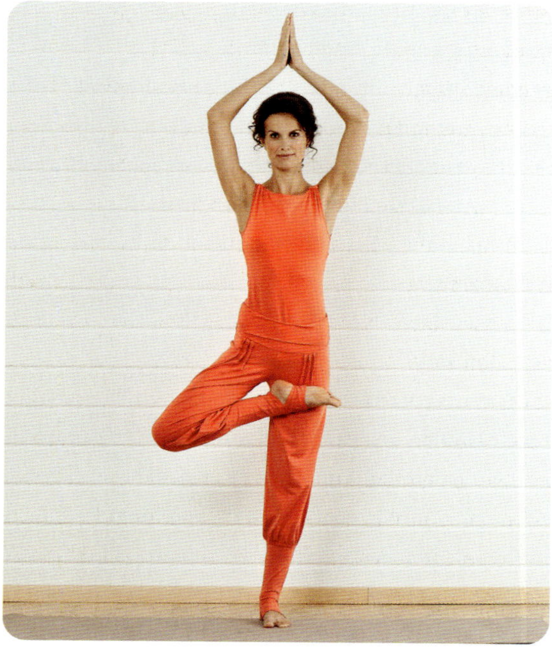

Mudra für das Nervensystem – Uttarabodhi-Mudra

Um die Uttarabodhi-Mudra zu bilden, werden die gestreckten Zeigefinger aneinander gelegt, während die anderen Finger ineinander verschränkt werden. Auch die Daumen sind überkreuzt, die Zeigefinger weisen nach oben. Die so gefalteten Hände werden über den Kopf gehalten.

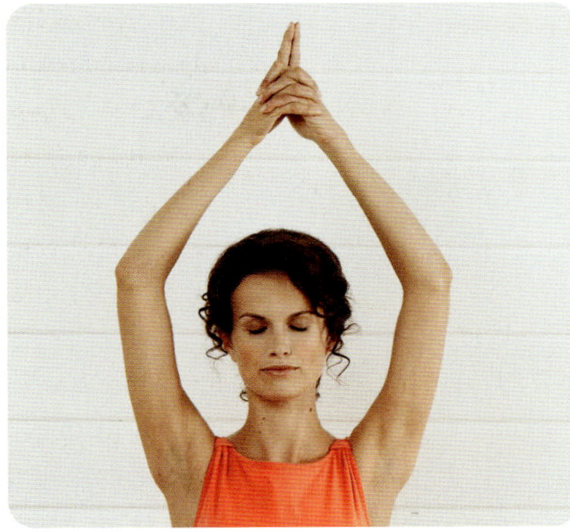

Die Uttarabodhi-Mudra lädt den ganzen Körper mit neuer Energie auf und eignet sich deshalb besonders gut zur Stärkung des Nervensystems.

Meditation für das Nervensystem

- Sie sitzen gerade und still. Der Atem geht ruhig und zwanglos.
- Bleiben Sie einige Atemzüge lang so sitzen und beobachten Sie Ihren Körper. Wo berühren die Füße den Boden, welche Muskeln sind angespannt, wie ist Ihr Gesichtsausdruck, wie bewegt sich Ihr Atem?
- Versuchen Sie, sich ein inneres Bild von Ihrem Nervensystem zu machen. Dieses Bild muss weder »richtig« noch genau sein – es geht nur um Ihr Gefühl.
- Atmen Sie weiter zwanglos und ruhig, ohne einzugreifen. Vergegenwärtigen Sie sich Ihren Problempunkt – den Ort, der die körperliche Entsprechung zu Ihrem Problem, Ihrer Krankheit, Ihrem Leiden darstellt. Vergegenwärtigen Sie sich Ihren Harmoniepunkt – die Mudra, in der sich die angenehmen, guten Gefühle konzentrieren.

Nun beginnt der Hauptteil der Quanten-Meditation:

- Atmen Sie dreimal tief ein und aus.
- Wiederholen Sie Ihre Intention dreimal.
- Konzentrieren Sie sich auf Harmonie- und Problempunkt.
- Lassen Sie die beiden Kontaktpunkte in Ihrem Bewusstsein – so weit es Ihnen möglich ist – verschmelzen.

Tun Sie nun gar nichts mehr. Lassen Sie Ihren Geist still werden. Gedanken, Gefühle oder Wahrnehmungen, die auftauchen, nehmen Sie einfach an. Sie lassen sie kommen ... und gehen. Immer wenn Ihr Geist – und sei es nur für winzige Augenblicke – ganz zur Ruhe kommt, tritt Ihr reines Bewusstsein mit der Quantenebene in Kontakt, überträgt die zuvor aufgebaute Intention und löst den Harmonisierungsimpuls aus. Dann findet Heilung statt. Wenn ein Kontaktsignal wie z. B. eine unerwartete körperliche Empfindung auftaucht, nehmen Sie dieses wahr, lassen es aber ebenfalls kommen und gehen. Wenn Ihre Meditation beendet ist, strecken Sie sich, atmen tief ein und aus und beobachten, ob Sie eine Veränderung wahrnehmen können.

Die Atmung

Das Atemsystem ist unser Energielieferant. Durch den Atem nehmen wir den Sauerstoff auf, der unverzichtbar ist, um alle unsere Zellen mit Energie zu versorgen – schon kurze Zeit ohne Sauerstoff schädigt den Körper, insbesondere das Gehirn, irreparabel. Diese lebenswichtige Funktion macht die Atmung bereits zu einem der zentralen Körpersysteme. Doch der Atem ist noch mehr. Wie wichtig der Atem – nicht nur in körperlicher Hinsicht – ist, erkennt man daran, welche Bedeutung ihm schon immer beigemessen wurde.

In Indien weiß man schon seit Tausenden von Jahren, dass wir mit dem Atem nicht nur Sauerstoff, sondern auch Prana, die universelle Lebensenergie aufnehmen. In Indien galt der Atem schon immer als mit dem spirituellen Weg verbunden. Im Yoga wird daher auch besonderer Wert auf den Atem gelegt – auch im Quanten-Yoga stellt Pranayama (Atemkontrolle) einen der drei Pfeiler dar. In der altindischen Philosophie kannte man den philosophischen Begriff »Atman«, der sowohl Atem als auch Seele bedeutet. In den Upanishaden werden Brahman, die Weltseele, und Atman, die individuelle Seele, beschrieben, die jedoch in Wahrheit eins sind. Das Wort »Atman« stammt aus der altindischen Gelehrtensprache Sanskrit; und dieselbe Wortwurzel findet sich auch in vielen anderen indogermanischen Sprachen, so auch dem Deutschen – Atem.

Die indische Kultur ist keineswegs die einzige, die den Zusammenhang von Seele und Atem erkannte. Auch bei den Griechen bedeutete »Pneuma« nicht nur Atem, sondern ebenso Seele. Bei dem alten deutschen Wort »Odem« verhält es sich genauso.

Zum Atemsystem gehören die folgenden Funktionseinheiten:

- Die oberen Atemwege umfassen Nase, Rachen, Kehlkopf, Luftröhre.
- Zum Bronchialtrakt oder den unteren Atemwegen gehören die Bronchien, Bronchiolen und Alveolen (Lungenbläschen). In Letzteren findet der Gasaustausch statt – Sauerstoff wird aufgenommen, Kohlendioxid wird abgegeben. All diese Teile bilden die Lunge. Der rechte Lungenflügel verfügt über drei Segmente, der linke nur über zwei, da auf der linken Seite auch noch das Herz Raum einnimmt.
- Den dritten Teil des Atemsystems bildet die Atemmuskulatur einschließlich des Zwerchfells.

Vorbereitung – das Problem bestimmen

Kaum etwas fühlt sich so bedrohlich an wie Atemnot. Und natürlich wirkt sich eine Unterversorgung mit Sauerstoff auch auf alle anderen Organsysteme aus, nicht zuletzt auch auf das Gehirn: Lebensfreude, Konzentration, Wachheit und Wahrnehmung leiden.

Probleme der Atmung

Ursachen für Atemprobleme gibt es viele: allergische Reaktionen, bakterielle oder virale Infektionen, Rauchen, Rechtsherzinsuffizienz, Asthma ... Selbstverständlich sollten Sie, wenn es sich nicht um ein offensichtlich vorübergehendes Problem wie eine kleine Erkältung handelt, mit Ihrem Arzt oder Heilpraktiker sprechen. Darüber hinaus ist gerade bei schwereren oder chronischen Beschwerden Quanten-Yoga sehr sinnvoll, da die Quanteneinstimmung eine Harmonisierung auf der grundlegenden energetischen Ebene bewirkt.

Wichtig für Quanten-Yoga ist Ihre Intention. Machen Sie sich klar, worunter Sie ganz konkret leiden und wie es stattdessen sein soll. Nehmen Sie sich Zeit dafür, eine Intention zu finden, die genau das anspricht, was Sie belastet – und den entgegengesetzten Idealzustand zu formulieren. Denken Sie daran, positiv und in der Gegenwart zu bleiben. Vermeiden Sie Vergleiche und Worte, die die Aufmerksamkeit auf das Problem lenken. Suchen Sie immer nach dem, was Sie direkt fühlen würden, wenn das Problem nicht existierte.

Nun bringt nicht jede kleine Störung des Atemsystems gleich eine gefährliche Atemnot mit sich – aber unangenehm ist es dennoch, wenn eine normalerweise autonome und unbewusste und dabei so wichtige Funktion unseres Körpers gestört ist.

Beispiele für Heilintentionen bei Problemen der Atmung

Wenn Sie nicht genug Luft bekommen oder schnell außer Atem geraten:

- Meine Atemwege sind weit und frei.
- Es atmet mich, und ich genieße es.

Wenn das Atmen schmerzt, wenn Sie husten oder keuchen:

- Jeder Atemzug tut mir wohl und macht mich frei.
- Der Atem gibt mir Kraft und Leichtigkeit und entspannt mich.

Wenn Verschleimung der Atemwege Ihnen Probleme bereitet:

- Mein Atem strömt frei und ungehindert.
- Es löst sich alles, mit jedem Atemzug werde ich freier.

Erster Schritt – Quanten-Yoga-Pranayama

Sie finden hier eine sehr sanfte Übung, die immer guttut. Sie kräftigt die Atemmuskulatur, erhöht die Achtsamkeit für die Atmung und vergrößert das Atemvolumen. Auf diese Weise wird die Wirkung der Quanteneinstimmung auf einer körperlichen Ebene unterstützt.

Bei Problemen mit der Atmung ist bei Pranayama natürlich besondere Vorsicht geboten. Am besten fragen Sie zuvor Ihren Arzt, ob Sie die Atemübungen machen dürfen – wahrscheinlich wird er das in vielen Fällen sogar empfehlen. Yoga-Pranayama, die Yoga-Vollatmung, können Sie im Stehen, Sitzen oder Liegen ausführen. Sie können diese Atmung auch unabhängig von Quanten-Yoga immer dann einsetzen, wenn Sie einen erhöhten Sauerstoffbedarf haben, etwa bei körperlicher Anstrengung.

Pranayama für die Atmung – Yoga-Pranayama

- Atmen Sie einige Male entspannt ein und aus.
- Konzentrieren Sie sich nun auf die Einatmung. Atmen Sie durch die Nase ein und lassen Sie den Atem vollständig die Lunge füllen: Dabei hebt sich zunächst der Bauch, die Flanken dehnen sich – die Lunge weitet sich nach unten aus. Dann hebt sich die Brust – die Lunge dehnt den Brustkorb. Schließlich füllen sich die oberen Lungenspitzen; Sie können spüren, wie sich die Brust noch mehr weitet, wenn Sie die Fingerspitzen knapp unter die Schlüsselbeine legen.
- Sobald die Lunge vollständig gefüllt ist, atmen Sie durch die leicht aufeinanderliegenden Lippen aus. Zunächst senkt sich wieder der Bauch,

Besondere Hinweise

- **Ein- und Ausatmen erfolgt in einer sichtbaren Wellenbewegung: Der Bauch hebt sich, die Brust hebt sich, der Bauch senkt sich, die Brust senkt sich …**
- **Lassen Sie beim Ausatmen alle Gedanken und Gefühle los und versuchen Sie, zu einem Zustand der Gedankenleere zu gelangen.**
- **Wenn Ihnen bei der Übung ein wenig schwindlig wird, verlagern Sie die Konzentration vermehrt auf die Ausatmung.**
- **ACHTUNG: Bei Problemen mit der Atmung sollten Sie einen Arzt konsultieren, bevor Sie mit Atemkontrollübungen beginnen.**

dann die Brust. Lassen Sie während des Ausatmens so weit wie möglich alle Gedanken los. Atmen Sie auf diese Weise zehnmal ein und aus.

Zweiter Schritt – Quanten-Yoga-Asana

Die Trikonasana oder Dreieckstellung regt die Lungenfunktion an, weitet die Brust und liefert dem Atemapparat Energie.

Asana für die Atmung – Trikonasana

- Sie stehen aufrecht, mit geradem Rücken, aber entspannt. Die Füße sind schulterbreit parallel zueinander. Atmen Sie tief und ruhig. Ihre Arme hängen entspannt an den Seiten herab.
- Atmen Sie ein und heben Sie den gestreckten rechten Arm seitlich nach oben, bis der Oberarm das Ohr berührt. Atmen Sie aus und beugen Sie den Rumpf nach links. Der Arm bleibt dabei gestreckt und in Kontakt mit dem Ohr; so bleibt die Halswirbelsäule gerade. Gleichzeitig gleitet die linke Hand am linken Oberschenkel hinab – so weit es mühelos geht.
- Atmen Sie in dieser Stellung dreimal tief ein und aus. Beim Einatmen sprechen Sie innerlich Ihre Intention; beim Ausatmen lassen Sie so weit wie möglich alle Gedanken los, entspannen alle nicht für die Stellung benötigten Muskeln und gehen noch etwas mehr in die Dehnung.
- Nach dem dritten Ausatmen lösen Sie die Stellung und kommen wieder in die Ausgangsposition zurück. Wiederholen Sie die Übung nun zur anderen Seite. Führen Sie insgesamt drei Wiederholungen aus: Dreimal beugen Sie sich nach links und dreimal nach rechts.

Sie können den Schwierigkeitsgrad der Trikonasana selbst bestimmen, indem Sie die Hand mehr oder weniger am Oberschenkel hinabgleiten lassen.

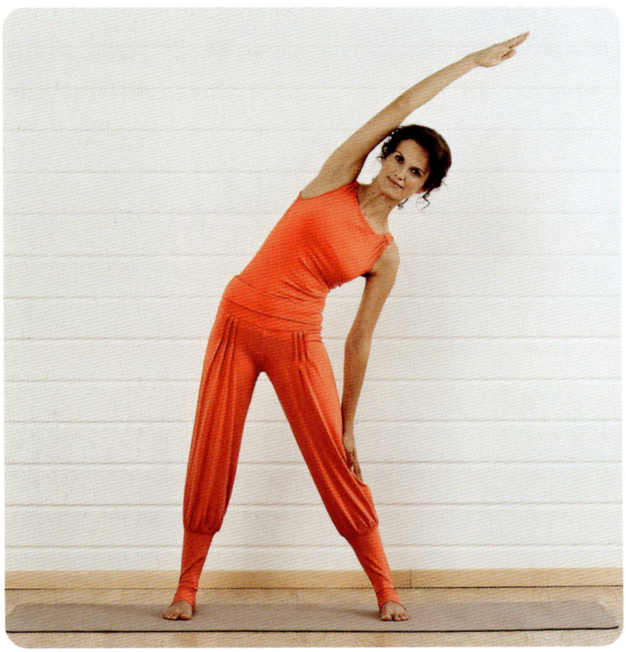

Variationen

- **Variante für Fortgeschrittene:** Die Utthita Trikonasana, die erweiterte Dreieckstellung, bedarf einiger Beweglichkeit. Ihre Beine sind dabei breit gegrätscht. Sie

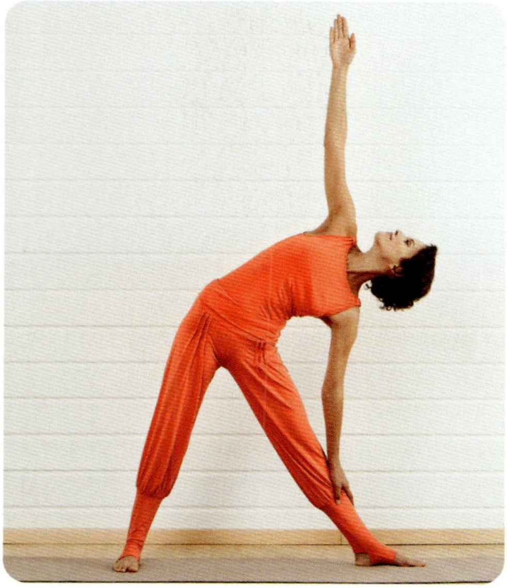

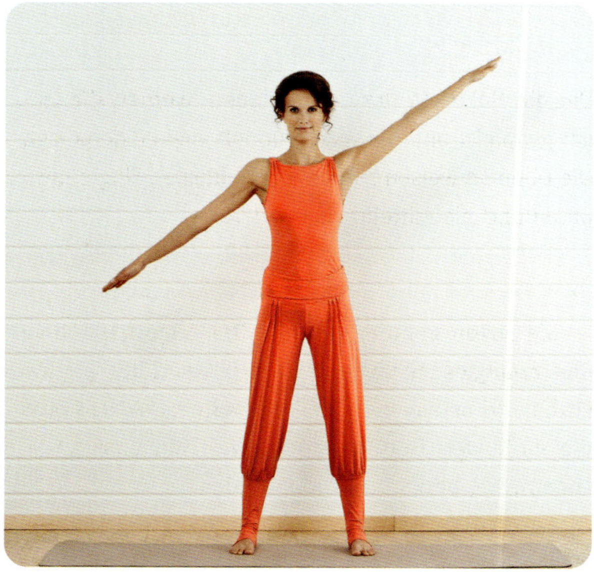

Die Variante für Fortgeschrittene (links) erfordert eine größere Beweglichkeit, während sich die einfachere Variante der Dreieckstellung (rechts) für Menschen eignet, die unter Bewegungseinschränkungen leiden.

heben die gestreckten Arme, bis sie parallel zum Boden verlaufen. Dann drehen Sie den linken Fuß leicht einwärts und den rechten im rechten Winkel auswärts, sodass er ganz nach rechts zeigt. Beim Ausatmen beugen Sie den Körper nach rechts; der linke Arm wird nach oben gestreckt, der rechte Arm stützt sich auf dem rechten Unterschenkel oder sogar dem rechten Fußgelenk ab. Ihr Blick ist auf den linken Daumen gerichtet.

- **Stark vereinfachte Variante:** Dabei werden die Arme seitlich gehoben; beim Ausatmen wird der rechte Arm noch ein wenig mehr angehoben, während der linke im selben Maße nach unten drückt. Die Wirbelsäule bleibt dabei aufrecht.

Dritter Schritt – Quanten-Yoga-Meditation

Ihre Intention ist nun gut im Bewusstsein und Unterbewusstsein verankert. Jetzt kommen wir zum entscheidenden Schritt, bei dem die Quanteneinstimmung erfolgt: zur Meditation.

- Setzen Sie sich in eine Meditationshaltung, bei der der Rücken mühelos gerade gehalten werden kann und der Atem frei fließt.
- Nehmen Sie die folgende Mudrahaltung mit den Händen ein.
- Schließen Sie die Augen und atmen Sie ganz natürlich.

Mudra für die Atmung – Hakini-Mudra

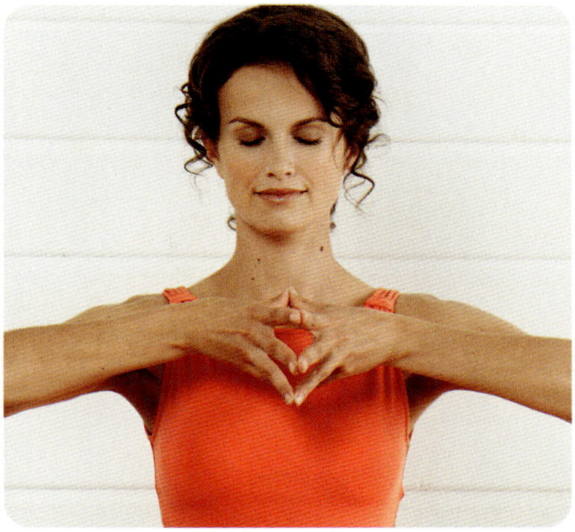

Um die Hakini-Mudra einzunehmen, werden die Finger gespreizt und die Fingerkuppen aneinandergelegt. Die Daumen weisen zur Kehle, die kleinen Finger nach unten und die Mittelfinger nach vorn.

Die Hakini-Mudra verbessert auch die Kooperation zwischen rechter und linker Gehirnhälfte.

Meditation für die Atmung

- Sie sitzen gerade und still. Der Atem geht ruhig und zwanglos. Bleiben Sie einige Atemzüge lang so sitzen und beobachten Sie Ihren Körper. Wo berühren die Füße den Boden, welche Muskeln sind angespannt, wie bewegt sich Ihr Atem?
- Versuchen Sie, sich ein inneres Bild von Ihrem Atemsystem zu machen. Dieses Bild muss weder »richtig« noch genau sein – es geht nur um Ihr Gefühl.
- Atmen Sie weiter zwanglos und ruhig, ohne einzugreifen. Vergegenwärtigen Sie sich Ihren Problempunkt – den Ort, der die körperliche Entsprechung zu Ihrem Problem, Ihrer Krankheit, Ihrem Leiden darstellt. Vergegenwärtigen Sie sich Ihren Harmoniepunkt – die Mudra, in der sich die angenehmen, guten Gefühle konzentrieren.

Nun beginnt der Hauptteil der Quanten-Meditation:

- Atmen Sie dreimal tief ein und aus.
- Wiederholen Sie Ihre Intention dreimal.
- Konzentrieren Sie sich auf Harmonie- und Problempunkt.
- Lassen Sie die beiden Kontaktpunkte in Ihrem Bewusstsein – so weit es Ihnen möglich ist – verschmelzen.

Tun Sie nun gar nichts mehr. Lassen Sie Ihren Geist still werden. Gedanken, Gefühle oder Wahrnehmungen, die auftauchen, nehmen Sie einfach an. Sie lassen sie kommen … und gehen. Immer wenn Ihr Geist ganz zur Ruhe kommt, tritt Ihr reines Bewusstsein mit der Quantenebene in Kontakt, überträgt die zuvor aufgebaute Intention und löst den Harmonisierungsimpuls aus. Dann findet Heilung statt. Wenn ein Kontaktsignal wie z. B. eine unerwartete körperliche Empfindung auftaucht, nehmen Sie dieses wahr, lassen es aber ebenfalls kommen und gehen. Wenn Ihre Meditation beendet ist, strecken Sie sich, atmen tief ein und aus und beobachten, ob Sie eine Veränderung wahrnehmen können.

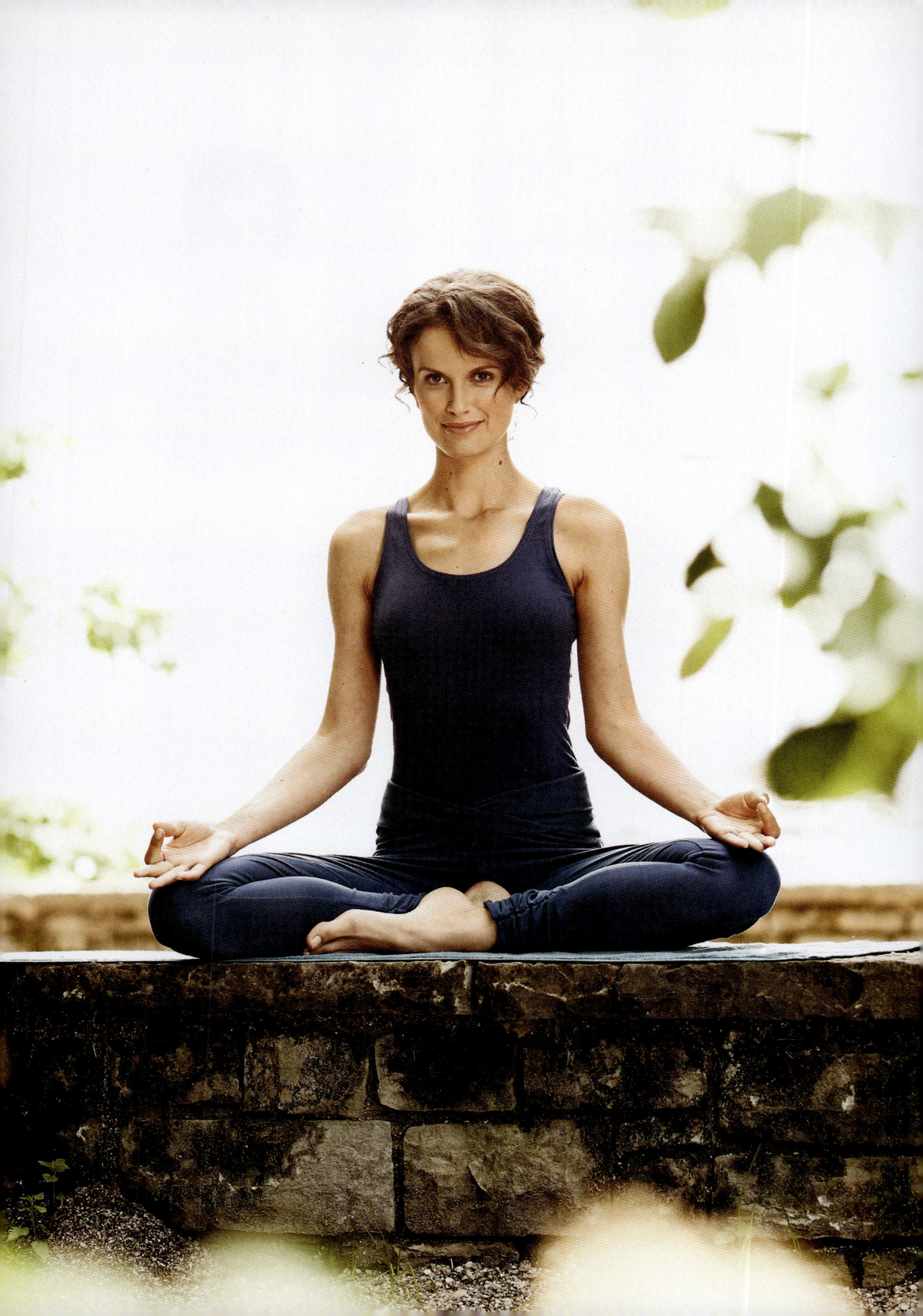

Quanten-Yoga zur Verbesserung der Geistesfunktionen

Sieben Übungen bei seelischen Leiden

Manche Probleme sind körperlich nicht fassbar – oder es zeigt sich bei genauerem Hinsehen, dass die zunächst körperlich erscheinenden Probleme in Wahrheit Signale sind, dass im Seelischen Mängel, Leiden und Nöte bestehen.
Nun ist schon die Trennung von Körper und Seele ein wenig künstlich. Ein seelisches Leiden wird sich immer auch im Körper manifestieren, und ein körperliches Leiden zeigt sich auch in der Seele.
Wenn wir hier körperliche und seelische Leiden trennen, liegt dem nicht eine dualistische Sicht zugrunde – wir gehen im Quanten-Yoga lediglich vom Leiden und der Disharmonie an sich aus, nicht von Theorien, Diagnosen oder Vorstellungen von »tieferen Ursachen«. Diese Dinge sind wichtig für die schul- oder alternativmedizinische Behandlung. Beim Quanten-Yoga ist nur wichtig, worunter Sie tatsächlich leiden. Und wenn Sie das Gefühl haben, dass Ihr Leiden nicht primär mit dem Körperlichen, sondern eher mit Ihrer Seele zu tun hat, dann ist dies ein guter Anlass, sich genauer mit den Chakras zu beschäftigen.

Ausführliche weitere Informationen zu den Chakras finden Sie u. a. in dem Buch »Chakra-Heilmeditation« und im »Chakra-Praxisbuch« (siehe S. 141).

Quanten-Yoga und die Chakras

Das Wort »Chakra« stammt aus dem Sanskrit und bedeutet Rad oder Wirbel. Die Chakras sind Energie- und Bewusstseinszentren im menschlichen Körper, in denen die kosmische Lebensenergie (Prana), von der der Mensch ständig durchdrungen ist, aufgenommen, gesammelt und für körperliche, seelische und geistige Prozesse zur Verfügung gestellt wird. Bereits in den Upanishaden, den heiligen vedischen Schriften Indiens, tauchen erste Anleitungen zur Aktivierung der Chakras auf, so etwa in der Shandilya Upanishad oder der Cudamini Upanishad.
Es gibt sieben Hauptchakras:

- **Das erste Chakra** (Wurzelchakra, Basiszentrum, Sanskrit: Muladhara-Chakra) liegt zwischen Damm und Anus.
- **Das zweite Chakra** (Sakralchakra, Geschlechtszentrum, Sanskrit: Svadhisthana-Chakra) befindet sich in der Kreuzbeingegend, oberhalb der Geschlechtsorgane, knapp über dem Schambein.
- **Das dritte Chakra** (Nabelchakra, Solarplexuszentrum, Sanskrit: Manipura-Chakra) liegt drei Fingerbreit oberhalb des Nabels, dort, wo sich das Sonnengeflecht (Solarplexus) befindet.

- **Das vierte Chakra** (Herzchakra, Brustzentrum, Sanskrit: Anahata-Chakra) liegt etwa in der Brustmitte auf Herzhöhe.
- **Das fünfte Chakra** (Kehlchakra, Halszentrum, Sanskrit: Vishuddha-Chakra) befindet sich dort, wo anatomisch der Kehlkopf ist.
- **Das sechste Chakra** (Stirnchakra, »Drittes Auge«, Sanskrit: Ajna-Chakra) liegt zwischen den Augenbrauen in der Mitte der Stirn, oberhalb der Nasenwurzel.
- **Das siebte Chakra** (Kronenchakra, Scheitelzentrum, Sanskrit: Sahasrara-Chakra) befindet sich an der höchsten Stelle des Schädeldachs, am Scheitelpunkt des Kopfes.

Energiewirbel der Aura

Chakras sind keine materiellen, anatomisch festlegbaren Strukturen, sondern Energiewirbel der menschlichen Aura. Dass die Chakras nicht materiell nachzuweisen sind, bedeutet nicht, dass sie imaginär wären – es verhält sich wie bei dem Schwerpunkt des Körpers, den es unzweifelhaft gibt, der aber ebenfalls keine nachweisbare anatomische Struktur ist.

Für die Yogapraxis sind drei Nadis – feinstoffliche Energiebahnen – von großer Bedeutung: Ida, Pingala und Shushumna.

Die Chakras durchstrahlen den physischen Leib entsprechend ihrer Lage; sie beeinflussen Organfunktionen, Kreislauf, Hormontätigkeit, aber auch Emotionen und Gedanken. Durch die Chakras lassen sich u. a. auch sieben seelische Bereiche unterscheiden. In jedem dieser Bereiche können spezifische Schwierigkeiten auftreten, denen man mit Quanten-Yoga effektiv begegnen kann.

Der Ablauf der Quanten-Yoga-Übungen zur Verbesserung der Geistesfunktionen entspricht im Großen und Ganzen dem Ablauf der Übungen zur Verbesserung der Körperfunktionen. Eine Besonderheit gibt es jedoch: Während bei den Quanten-Yoga-Übungen für die Organsysteme jede Übung ein eigenes Pranayama enthielt, ist das Pranayama für die Chakras stets Samanu-Pranayama, eine Kombination aus Chakra-Konzentration und Wechselatmung. Die Unterschiede der Pranayama-Übungen für die einzelnen Chakras liegen in der Ausführung der Wechselatmung und der Konzentration auf das Chakra, an dem Sie arbeiten.

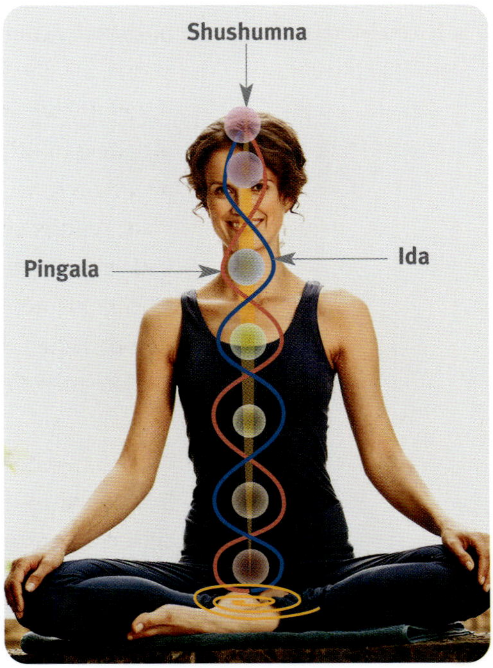

Samanu-Pranayama reinigt die Nadis, die feinstofflichen Energiebahnen, die den Körper durchziehen. Es gibt zwar 72000 Nadis, für die Yogapraxis sind aber nur drei von herausragender Bedeutung: Ida, der Kanal, der dem Wurzelchakra entspringt und im linken Nasenloch endet; seine Energie entspricht dem weiblichen Prinzip und wirkt beruhigend. Pingala entspringt ebenfalls dem Wurzelchakra und endet im rechten Nasenloch; seine Energie entspricht dem männlichen Prinzip und wirkt anregend. Diese beiden Bahnen verlaufen entlang der Wirbelsäule und kreuzen sich in den Chakras. Das dritte wichtige Nadi ist Shushumna, die Schlangenkraft – die Energiebahn verläuft spiralförmig innerhalb der Wirbelsäule und ist die spirituelle Energie.

Lebenswille – erstes Chakra

Die Hauptthemen des ersten Chakras sind Sicherheit, Stabilität, Überleben und Verwurzelung; das übergeordnete Thema ist der Lebenswille. Ein gut funktionierendes, frei schwingendes Muladhara-Chakra ermöglicht es dem Menschen, mit beiden Beinen auf dem Boden zu stehen und seine Persönlichkeit in einer Weise zu entwickeln, die ihm die höchstmögliche Absicherung in der Welt gewährleistet.

Im Tantrismus wird geübt, Prana entlang dem Zentralkanal durch die Chakras zu leiten und dadurch schließlich erweckt zu werden und Erleuchtung zu erfahren.

Vorbereitung – das Problem bestimmen

Viele seelische Probleme stehen mit dem Lebenswillen in Verbindung und zeigen einen Energiemangel oder Blockaden im ersten Chakra an. Es ist für Quanten-Yoga nicht wichtig zu wissen, ob das Chakra blockiert ist oder ob ein Energiemangel besteht. Es geht einzig und allein um die seelischen Probleme, unter denen Sie tatsächlich leiden.

Problemkreis Unsicherheit

Der vielleicht wichtigste Problemkreis, der mit einem geschwächten Lebenswillen zusammenhängt, ist Unsicherheit. Fühlen Sie sich generell unsicher im Leben? Befürchten Sie, dass sich Dinge verändern, vor allem im materiellen Bereich? Machen Sie sich Sorgen um die Zukunft und befürchten Sie, den Herausforderungen nicht gewachsen zu sein?

Wenn Sie sich in diesen Fragen wiederfinden, formulieren Sie Ihre Heilintention so, dass sie ein Gefühl widerspiegelt, das der Unsicherheit entgegengesetzt ist, etwa:

- Ich fühle mich sicher und getragen von der Erde.
- Meine Zukunft ist voller Freude und Glück.
- Meine materielle Sicherheit ist ganz gewiss.

Problemkreis Kraftlosigkeit

Mit der Unsicherheit hängt ein weiterer Problemkreis zusammen: der der Kraftlosigkeit. Die zugrunde liegende Unsicherheit kann nämlich dazu führen, dass man sich existenziell aufgibt. Dann stellt sich eine große Trägheit ein, die kaum zu überwinden scheint, vielleicht sogar eine Depression. Es fällt schwer, die Kraft zu finden, etwas dagegen zu tun; kennzeichnend ist eine grundlegende Antriebslosigkeit.

Ihre Intention sollte Kraft und Aktivität anfordern, etwa folgendermaßen:

- Ich bin voller Kraft und Energie.
- Ich fühle mich leicht und froh und voller Tatendrang.
- Es fällt mir leicht, Neues zu beginnen.

Materielle Fülle, eine geglückte Berufswahl, eine gesicherte Heimat, stabile Familienverhältnisse und eine gute Verwurzelung sind die sichtbaren Früchte eines gut funktionierenden Wurzelchakras.

Problemkreis Gier

Ein weiterer Problemkreis scheint auf den ersten Blick beinahe entgegengesetzt zu sein, wurzelt jedoch ebenso wie die Kraftlosigkeit in einer tief sitzenden Unsicherheit. Es ist die Gier nach mehr, ein übersteigerter Materialismus, Aggressivität und Selbstsucht. Oft merken Menschen gar nicht, dass sie ein Problem haben; sie halten ihre Selbstsucht für gesund und ihre Gier für motivierten Ehrgeiz. Erst wenn sie durch ein erschütterndes Erlebnis erwachen, erkennen sie ihren Irrweg. Wenn Sie sich wiedererkennen, formulieren Sie eine Intention, die Harmonie herbeiführt, beispielsweise:

- Ich spüre die Fülle und Zufriedenheit.
- Ich kann genießen, was ich habe, und kann loslassen.
- In mir sind Frieden und Zufriedenheit und Heiterkeit.

Problemkreis zwischenmenschliche Schwierigkeiten

Auch dieser Problemkreis hängt eng mit der Unsicherheit zusammen. Oft zeigen sich zwischenmenschliche Schwierigkeiten in einem Mangel an

Vertrauen, manchmal sogar gegenüber den Menschen, die einem am nächsten stehen. Dieser Mangel an Vertrauen wirkt dann wie eine selbsterfüllende Prophezeiung: Menschen, denen man kein Vertrauen entgegenbringt, spüren das und verhalten sich dann vielleicht nicht immer loyal. Wenn es Ihnen schwerfällt, anderen zu vertrauen, oder Sie umgekehrt nicht loslassen können, nutzen Sie für Ihre Quanten-Yoga-Sitzung eine Intention, die eine gesunde Beziehung zu anderen aufruft:

- Ich kann vertrauen: mir, den anderen, der Welt.
- Ich kann loslassen und fühle mich verbunden.

Manchmal zeigt sich das Leiden aber auch umgekehrt. Die Unsicherheit führt dann dazu, dass man sich an Menschen klammert, die scheinbar Sicherheit bieten; man kann nicht loslassen und bewirkt dadurch genau das, was man befürchtet: dass sich diese Menschen abwenden.

Erster Schritt – Quanten-Yoga-Pranayama

- Richten Sie Ihre Konzentration auf das Muladhara-Chakra, auf die Stelle zwischen Damm und Anus.
- Winkeln Sie Zeige- und Mittelfinger der rechten Hand nach innen ab.
- Atmen Sie tief ein.

Samanu-Pranayama für den Lebenswillen

Nun beginnt der eigentliche Wechselatmungszyklus:

- Verschließen Sie das rechte Nasenloch mit dem Daumen und atmen Sie durch das linke Nasenloch tief aus. Sprechen Sie dabei innerlich Ihre Intention. Atmen Sie ganz tief aus – bis der Einatemreflex einsetzt.
- Lassen Sie dann, weiterhin durch das linke Nasenloch, die Luft wie von selbst wieder einströmen. Das Einatmen sollte deutlich kürzer sein als das Ausatmen, etwa halb so lang. Richten Sie beim Einatmen Ihre Konzentration wieder auf das Muladhara-Chakra: Stellen Sie sich vor, Sie atmeten durch eine Öffnung zwischen Damm und Anus ein.
- Lösen Sie nun den Daumen, verschließen Sie das linke Nasenloch mit kleinem Finger und Ringfinger und atmen Sie durch das rechte Nasenloch langsam aus.
- Lassen Sie dann, weiterhin durch das rechte Nasenloch, die Luft wie von selbst wieder einströmen. Richten Sie beim Einatmen Ihre Konzentration erneut auf das Muladhara-Chakra.
- Lösen Sie den Verschluss des linken Nasenlochs und beginnen Sie den Zyklus von vorn. Wiederholen Sie den Zyklus insgesamt siebenmal.

Besondere Hinweise

- **Versuchen Sie, das Gefühl zu bekommen, durch das Muladhara-Chakra zu atmen. Dadurch bleibt die Konzentration an dieses Chakra gebunden.**
- **Lassen Sie beim Einatmen alle Gedanken und Gefühle los und versuchen Sie zu spüren, wie sich Ihr Muladhara-Chakra mit Prana (Energie) auflädt.**

Zweiter Schritt – Quanten-Yoga-Asana

Die Kakasana oder Krähenstellung aktiviert die Energien des Wurzelchakras und damit den Lebenswillen. Dies ist eine ideale Grundlage, um auch die anderen Chakras zu harmonisieren.

Die Krähenstellung stärkt den Lebenswillen und sorgt auch für inneres Gleichgewicht.

Kakasana für den Lebenswillen

- Stellen Sie die Füße schulterbreit auseinander, die Zehen zeigen etwas nach außen. Kommen Sie langsam und vorsichtig in die Hocke.
- Legen Sie nun die Oberarme an die Innenseiten der Oberschenkel, verlagern Sie das Gewicht nach vorn und legen Sie die Hände mit den Handflächen auf den Boden. Verlagern Sie das Gewicht, so weit es geht, auf die Hände.
- Atmen Sie siebenmal tief ein und aus. Ziehen Sie jeweils beim Einatmen den Schließmuskel leicht nach oben und sprechen Sie innerlich Ihre Heilintention. Entspannen Sie den Muskel jeweils beim Ausatmen.
- Verlagern Sie das Gewicht nun wieder ganz auf Ihre Füße und kommen Sie langsam wieder zum Stehen. Wiederholen Sie die Übung insgesamt dreimal.

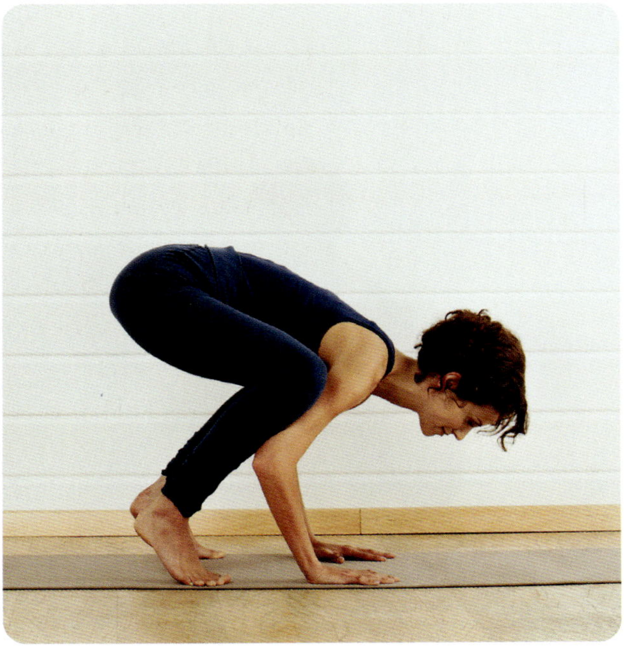

Variationen

- **Leichtere Variante:** Gehen Sie nur so weit es geht in die Hocke und legen Sie die Oberarme auf die Knie. Versuchen Sie, die Füße mit der gesamten Sohle auf dem Boden zu lassen. Das Ein- und Ausatmen erfolgt wie oben.
- **Variante für Fortgeschrittene:** Verlagern Sie das Gewicht ganz auf die Hände, bis sich die Füße vom Boden lösen und Sie auf den Händen stehen. Alles Weitere wird wie oben beschrieben durchgeführt.

Dritter Schritt – Quanten-Yoga-Meditation

Ihre Intention ist nun gut im Bewusstsein und Unterbewusstsein verankert. Jetzt kommen wir zum entscheidenden Schritt, bei dem die Quanteneinstimmung erfolgt: zur Meditation.

- Setzen Sie sich in eine Meditationshaltung, bei der der Rücken mühelos gerade gehalten werden kann und der Atem frei fließt.
- Nehmen Sie die folgende Mudrahaltung mit den Händen ein.
- Schließen Sie die Augen und atmen Sie ganz natürlich, ohne den Atem zu beeinflussen.

Anfänger sollten die Krähenstellung in einer einfacheren Variante (links) durchführen, Geübte in der Variante für Fortgeschrittene (rechts).

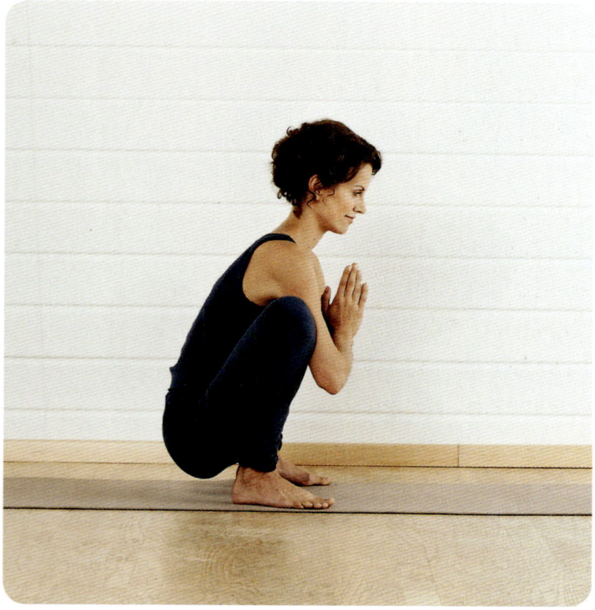

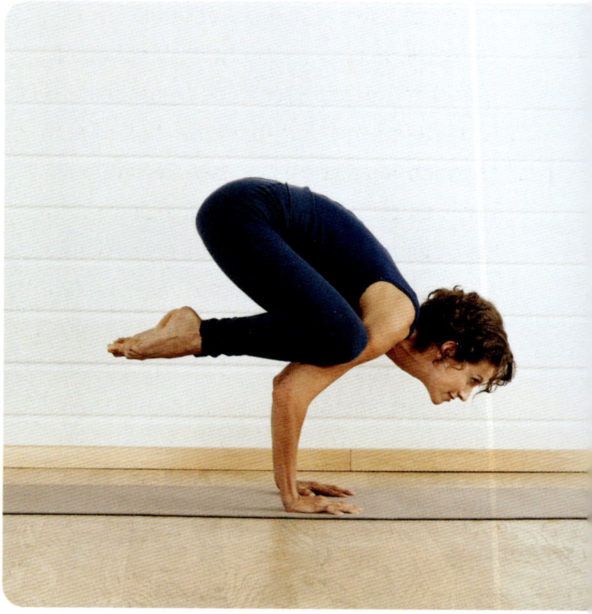

Mudra für den Lebenswillen – Prithvi-Mudra

Die Prithvi-Mudrahaltung wird eingenommen, indem die Fingerkuppen von Daumen und Ringfinger aneinandergelegt werden. Die Handfläche weist nach oben, die Hand wird auf Höhe des Schambeins vor dem Körper gehalten.

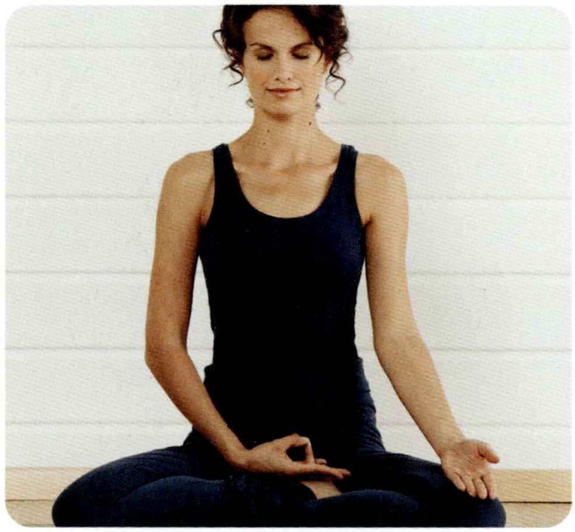

Die Prithvi-Mudra hilft Ihnen dabei, Ihr Wurzelchakra zu harmonisieren. Prithvi ist der Sanskritname für das Element Erde.

Meditation für den Lebenswillen

- Sie sitzen gerade, der Atem geht ganz zwanglos.
- Bleiben Sie einige Atemzüge lang so sitzen und beobachten Sie Ihren Körper. Wo berühren die Füße den Boden, welche Muskeln sind angespannt, wie bewegt sich Ihr Atem?
- Konzentrieren Sie sich auf Ihr Muladhara-Chakra und stellen Sie sich vor, wie ein rotes Licht dort entsteht.
- Atmen Sie weiter zwanglos und ruhig, ohne einzugreifen. Vergegenwärtigen Sie sich Ihren Problempunkt – Ihr Basischakra, das die Wurzel Ihres Problems darstellt. Vergegenwärtigen Sie sich Ihren Harmoniepunkt – die Mudra, in der sich die angenehmen, guten Gefühle konzentrieren.

Nun beginnt der Hauptteil der Quanten-Meditation:

- Atmen Sie dreimal tief ein und aus.
- Wiederholen Sie Ihre Intention dreimal.
- Konzentrieren Sie sich auf Harmonie- und Problempunkt.
- Lassen Sie die beiden Kontaktpunkte in Ihrem Bewusstsein – so weit es Ihnen möglich ist – verschmelzen.

Tun Sie nun gar nichts mehr. Lassen Sie Ihren Geist still werden. Gedanken, Gefühle oder Wahrnehmungen, die auftauchen, nehmen Sie einfach an. Sie lassen sie kommen … und gehen. Immer wenn Ihr Geist – und sei es nur für winzige Augenblicke – ganz zur Ruhe kommt, tritt Ihr reines Bewusstsein mit der Quantenebene in Kontakt, überträgt die zuvor aufgebaute Intention und löst den Harmonisierungsimpuls aus. Dann findet Heilung statt. Wenn ein Kontaktsignal wie z. B. eine unerwartete körperliche Empfindung auftaucht, nehmen Sie dieses wahr, lassen es aber ebenfalls kommen und gehen. Wenn Ihre Meditation beendet ist, strecken Sie sich, atmen tief ein und aus und beobachten, ob Sie eine Veränderung wahrnehmen können.

Körperbewusstsein – zweites Chakra

Das zweite Chakra ist das Zentrum der weiblichen Energie. Seine wichtigsten Themen sind Sexualität, Kreativität, schöpferische Lebensenergie und Sinnlichkeit. Das übergeordnete Thema des Svadhisthana- oder Sakralchakras ist das Körperbewusstsein. Das Svadhisthana-Chakra ist der Ort, an dem die Lebensenergie in Bewegung kommt und sich entwickeln will. Lebenslust, Sinnlichkeit und schöpferische Energie zeigen diese »Lust zur Entfaltung«. Ein stabiles Sakralchakra ermöglicht eine gesunde Beziehung zum eigenen Körper und zur Sexualität. Leidenschaft und Emotionen werden nicht unterdrückt, sondern können sich frei entfalten. Der eigene Körper wird bewusst angenommen und trotz möglicher kleiner Schwächen und Fehler geliebt.

Strömt die Lebensenergie im zweiten Chakra ungehindert, können wir unser kreatives Potenzial voll ausschöpfen. Selbstsicherheit, Vitalität, Lebenslust und Anziehungskraft auf andere deuten auf ein aktives Sakralchakra hin.

Vorbereitung – das Problem bestimmen

Probleme mit dem Körperbewusstsein – sowohl in körperlicher als auch in seelischer Hinsicht – weisen auf ein blockiertes Sakralchakra hin. Unser Bewusstsein neigt dazu, Ursachen zu suchen – und dann auch zu finden. Lassen Sie für Quanten-Yoga diese Suche ruhen, denn hier ist es nicht wichtig zu wissen, ob das Chakra blockiert ist oder ein Energiemangel besteht. Es geht einzig und allein um die seelischen Probleme, unter denen Sie tatsächlich leiden.

Problemkreise Suchtverhalten und Zwanghaftigkeit

Wenn Sie das Gefühl haben, unkontrollierbare Triebhaftigkeit, Lustabhängigkeit oder Suchtverhalten zu zeigen, hängt dies auch mit dem Körperbewusstsein zusammen: Ihr Körper spürt nicht, dass wirkliche Freude nur möglich ist, wenn man seine Bedürfnisse aufschieben kann. Vielleicht kommt eine der folgenden Heilintentionen für Sie infrage:

- Ich bin ganz frei und selbstbestimmt und spüre, was mir guttut.
- Ich liebe lustvolle Empfindungen – und ebenso die Lust daran, sie aufzuschieben.

Eng damit verknüpft ist der Problemkreis der Zwanghaftigkeit. Wenn Sie Gedanken, Gefühle oder Handlungen, die sich Ihrem Bewusstsein aufdrängen, nicht im Griff haben, kann das sehr unangenehm sein – oder im Extremfall zu einer Krankheit werden. Erwägen Sie die folgenden Heilintentionen:

- Ich bin entspannt: Was kommt, das kommt – und geht auch wieder.
- Es gelingt mir ganz leicht, aus Gedankenkreisen herauszutreten und frei zu sein.

Ihre Gefühle sollten das Leitbild für Ihre Heilintention sein. Achten Sie darauf, dass Ihre Intention positiv den Zielzustand darstellt, keine Vergleiche enthält und in der Gegenwartsform gehalten ist; und achten Sie ganz besonders darauf, dass Ihre Intention Ihre Gefühle anspricht.

Problemkreis Aggressivität

Wenn die eigenen Bedürfnisse nicht wahrgenommen werden können, bricht sich die Energie manchmal auch in Aggressivität und Zerstörungswut Bahn. Falls es Ihnen manchmal so geht, falls Sie unter Wutausbrüchen leiden, sehen Sie genau hin, was Ihre wahren Bedürfnisse sind. Mögliche Heilintentionen:

- Ich kann die Energie, die sich Bahn bricht, in kreative, positive Bahnen leiten.
- Meine Kraft steht meinem Willen zur Verfügung und macht mich frei.

Problemkreis depressive Verstimmungen und schöpferische Krisen

Auch depressive Verstimmungen, oft mit Schuldgefühlen verbunden, können in einem blockierten Svadhisthana-Chakra wurzeln und ein Anzeichen dafür sein, dass Sie die Verbindung von Körper und Seele noch nicht deutlich genug wahrnehmen. Ziehen Sie die folgenden Heilintentionen in Betracht:

- Was ist, das ist; was war, das war; was sein wird, wird sein.
- Jeder Schritt bringt mich aus der dunklen Tiefe in die lichte Höhe.

Ähnlich wie depressive Verstimmungen können auch schöpferische Krisen jeden Menschen treffen, denn es ist zwar nicht jeder Mensch ein Künstler, aber jeder in irgendeiner Weise schöpferisch tätig. Jeder Mensch sucht sich seinen eigenen Weg in der Welt. Wenn Sie das Gefühl haben, stecken geblieben zu sein, versuchen Sie es mit Intentionen wie diesen:

- Ich bin auf meinem Weg stehen geblieben und freue mich auf das Weitergehen.
- Ich bin voll Energie und Vorfreude auf das, was kommt – und ich weiß, es kommt.

Problemkreis Sexualität/Partnerschaft

Ein mangelndes Körperbewusstsein ist oft die direkte Ursache sexueller Probleme oder einer unbefriedigenden Sexualität. Natürlich gibt es auch äußere Umstände – doch in seinem Körper zu Hause zu sein bedeutet auch, seine Sexualität mehr zu genießen.

- Ich genieße es, Mann/Frau zu sein, und spüre die wunderbare Kraft meiner Sexualität.
- Ich bin frei und offen – Freude und Lust kommen von ganz allein.

Neben der Sexualität spielen auch Verlustängste in einer Partnerschaft eine Rolle. Die möglicherweise damit einhergehende Eifersucht kann für beide sehr qualvoll sein.

- Was kommen will, das kommt, was gehen will, macht Platz für Neues.
- Ich ruhe ganz in mir und lächle über meine kleinen Fehler.

Verlustängste und Eifersucht sind letztlich Zeichen einer Disharmonie. Mit Quanten-Yoga werden Sie leichter zu den Gefühlen finden, die Sie tatsächlich haben – und erfüllen können.

Erster Schritt – Quanten-Yoga-Pranayama

- Richten Sie Ihre Konzentration auf das Svadhisthana-Chakra, auf die zuvor beschriebene Stelle in der Kreuzbeingegend (siehe S. 82).
- Winkeln Sie Zeige- und Mittelfinger der linken Hand nach innen ab.
- Atmen Sie tief ein.

Samanu-Pranayama für das Körperbewusstsein

Nun beginnt der eigentliche Wechselatmungszyklus:

- Verschließen Sie das linke Nasenloch mit dem Daumen und atmen Sie durch das rechte tief aus – bis der Einatemreflex einsetzt.

Besondere Hinweise

- **Versuchen Sie, das Gefühl zu bekommen, durch das Svadhisthana-Chakra zu atmen. Dadurch bleibt die Konzentration an dieses Chakra gebunden.**
- **Lassen Sie beim Einatmen alle Gedanken und Gefühle los und versuchen Sie zu spüren, wie sich Ihr Svadhisthana-Chakra mit Prana (Energie) auflädt.**

- Lassen Sie durch das rechte Nasenloch die Luft wieder einströmen. Das Einatmen sollte etwa halb so lang wie das Ausatmen dauern. Richten Sie Ihre Konzentration wieder auf das Svadhisthana-Chakra: Stellen Sie sich vor, dass Sie durch den Unterbauch einatmen würden.
- Lösen Sie nun den Daumen, verschließen Sie das rechte Nasenloch mit dem kleinen Finger und dem Ringfinger und atmen Sie durch das linke Nasenloch langsam aus.
- Lassen Sie dann, weiterhin durch das linke Nasenloch, die Luft wie von selbst wieder einströmen. Richten Sie beim Einatmen Ihre Konzentration erneut auf das Svadhistana-Chakra.
- Lösen Sie den Verschluss des rechten Nasenlochs und beginnen Sie den Zyklus von vorn. Wiederholen Sie den Zyklus insgesamt siebenmal.

Zweiter Schritt – Quanten-Yoga-Asana

Schon nach dem ersten Üben der Krokodilstellung werden Sie feststellen, dass Sie über mehr Energie verfügen.

Die Nakarasana oder Krokodilstellung macht die Wirbelsäule flexibler und aktiviert das zweite Chakra.

Nakarasana für das Körperbewusstsein

- Stellen Sie in Rückenlage mit geschlossenen Beinen die Füße auf. Die Arme liegen ausgebreitet neben dem Körper, die Handflächen weisen nach oben. Atmen Sie tief ein und aus.
- Wenden Sie nach dem nächsten Ausatmen den Kopf nach links und lassen Sie gleichzeitig die Beine nach rechts sinken – so weit es mühelos geht. Lassen Sie beim Ausatmen alle Gedanken los.
- Atmen Sie ein und bringen Sie Kopf und Beine in die Mittelstellung zurück. Sprechen Sie innerlich Ihre Intention.
- Atmen Sie aus und wiederholen Sie die Übung zur anderen Seite. Lassen Sie beim Ausatmen alle Gedanken los.

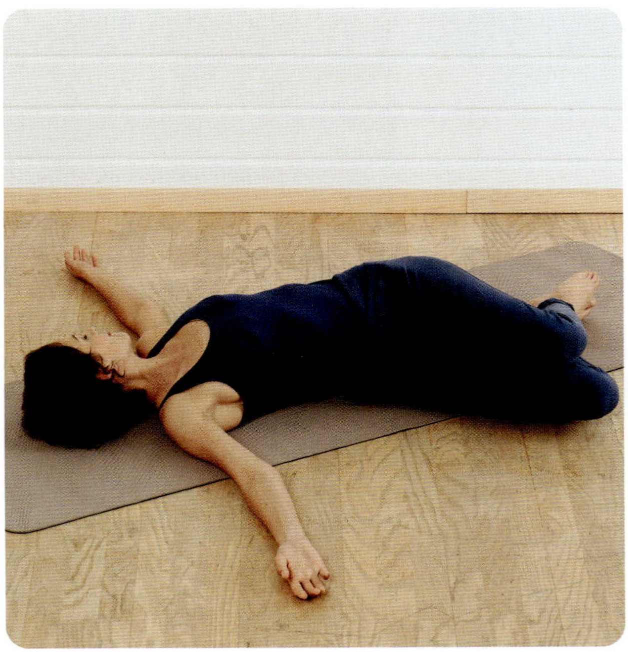

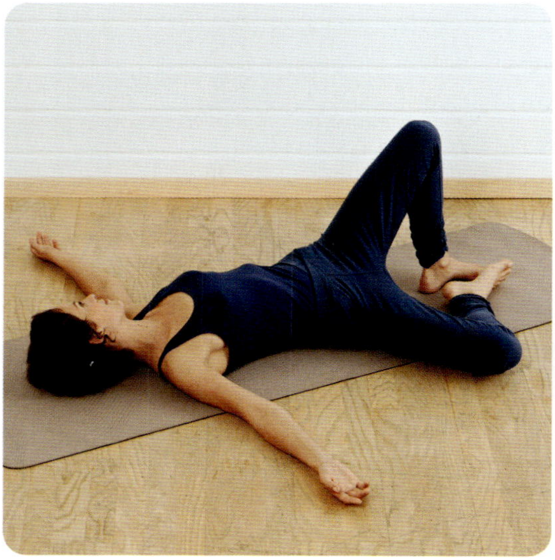

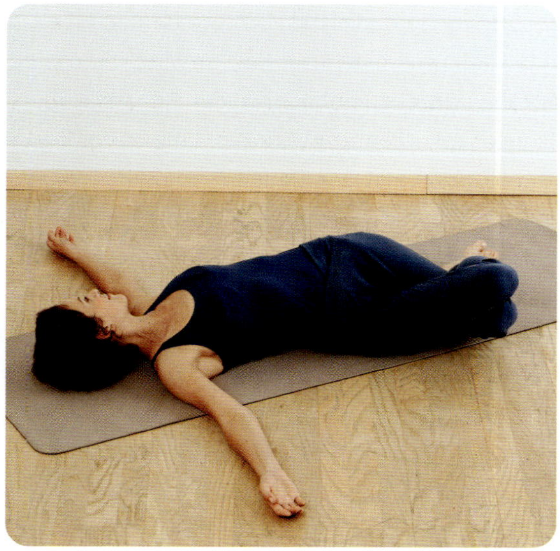

Sie können die Krokodilstellung in einer einfacheren Variante (links) oder in einer Variante für Fortgeschrittene (rechts) ausführen.

- Atmen Sie ein und bringen Sie Kopf und Beine in die Mittelstellung zurück. Sprechen Sie dabei innerlich Ihre Intention.
- Wiederholen Sie diese langsame, fließende Bewegung ganz entspannt siebenmal nach beiden Seiten.

Variationen

- **Einfachere Variante:** Lassen Sie lediglich ein Bein zur Seite sinken, während das andere angewinkelt stehen bleibt.
- **Variante für Fortgeschrittene:** Beginnen Sie wie beschrieben. Legen Sie dann das rechte Bein über das angewinkelte linke. Wenden Sie den Kopf nach links und lassen Sie beide Beine nach rechts sinken. Immer wenn Sie zurück in die Mittelposition kommen, wechseln Sie die Beine.

Dritter Schritt – Quanten-Yoga-Meditation

Ihre Intention ist nun gut im Bewusstsein und Unterbewusstsein verankert. Jetzt kommen wir zum entscheidenden Schritt: zur Meditation.

- Setzen Sie sich in eine Meditationshaltung, bei der der Rücken mühelos gerade gehalten werden kann und der Atem frei fließt.
- Nehmen Sie die folgende Mudrahaltung mit den Händen ein.
- Schließen Sie die Augen und atmen Sie ganz natürlich.

Mudra für das Körperbewusstsein – Varun-Mudra

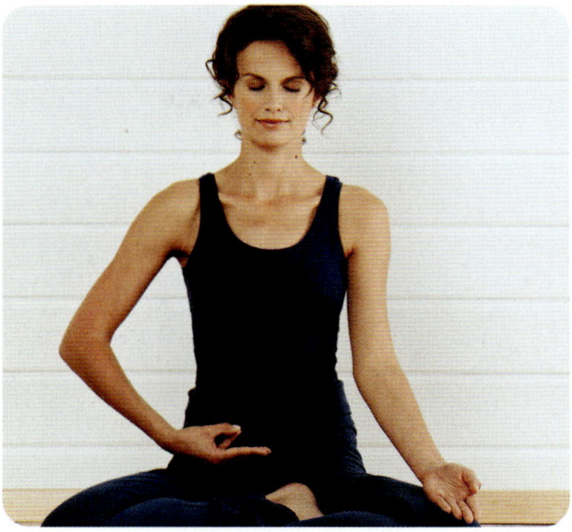

Für die Varun-Mudra werden die Fingerkuppen von Daumen und kleinem Finger aneinandergelegt. Die Handfläche weist nach oben und steht seitlich der Mittellinie des Körpers, in der Höhe des Sakralchakras zwischen Nabel und Schambein.

Meditation für das Körperbewusstsein

- Sie sitzen gerade und still. Der Atem geht ruhig und zwanglos.
- Bleiben Sie einige Atemzüge lang so sitzen und beobachten Sie Ihren Körper. Wo berühren die Füße den Boden, welche Muskeln sind angespannt, wie bewegt sich Ihr Atem?
- Konzentrieren Sie sich auf Ihr Svadhisthana-Chakra und stellen Sie sich vor, wie dort ein orangefarbenes Licht entsteht.
- Atmen Sie weiter ruhig, ohne einzugreifen. Vergegenwärtigen Sie sich Ihren Problempunkt – das Sakralchakra, das die Wurzel Ihres Problems darstellt. Vergegenwärtigen Sie sich Ihren Harmoniepunkt – die Mudra, in der sich die angenehmen, guten Gefühle konzentrieren.

Da die Varun-Mudra außerdem die Blutreinigung anregt, hilft sie auch bei Hautunreinheiten.

Nun beginnt der Hauptteil der Quanten-Meditation:

- Atmen Sie dreimal tief ein und aus.
- Wiederholen Sie Ihre Intention dreimal.
- Konzentrieren Sie sich auf Harmonie- und Problempunkt.
- Lassen Sie die beiden Kontaktpunkte in Ihrem Bewusstsein – so weit es Ihnen möglich ist – verschmelzen.

Tun Sie nun gar nichts mehr. Lassen Sie Ihren Geist still werden. Gedanken, Gefühle oder Wahrnehmungen, die auftauchen, nehmen Sie einfach an. Sie lassen sie kommen … und gehen. Immer wenn Ihr Geist ganz zur Ruhe kommt, tritt Ihr reines Bewusstsein mit der Quantenebene in Kontakt, überträgt die zuvor aufgebaute Intention und löst den Harmonisierungsimpuls aus. Dann findet Heilung statt. Wenn ein Kontaktsignal wie z. B. eine unerwartete körperliche Empfindung auftaucht, nehmen Sie dieses wahr, lassen es aber ebenfalls kommen und gehen. Wenn Ihre Meditation beendet ist, strecken Sie sich, atmen tief ein und aus und beobachten, ob Sie eine Veränderung wahrnehmen können.

Emotionalität – drittes Chakra

Die wichtigsten Themen des dritten Chakras, des Nabelchakras, sind Gefühle, Wille, Macht und Identität. Für die Persönlichkeitsentwicklung und die Reifung eines gesunden Ich, das sich in der Welt durchsetzen kann, spielt es eine große Rolle.

Ein gesund entwickeltes Manipura-Chakra ermöglicht den Aufbau einer starken Ich-Kraft, die nötig ist, um selbstbestimmt leben und seine Ziele ausdauernd verfolgen zu können. Menschen mit einem starken Nabelchakra strahlen Selbstbewusstsein und Tatkraft aus. Sie besitzen die Ausdauer und Geduld, die nötig ist, um schwierige Lebensphasen zu überstehen. Trotz des Bewusstseins ihrer persönlichen Macht erhalten sie sich ein hohes Maß an Sensibilität und Mitgefühl.

Das Manipura-Chakra hängt nicht nur mit dem Thema Energie und Lebendigkeit zusammen, sondern bringt auch Werte wie Mitgefühl und menschliche Wärme zum Ausdruck.

Vorbereitung – das Problem bestimmen

Wenn Sie Schwierigkeiten mit der Emotionalität haben und Ihr Nabelchakra blockiert ist oder zu wenig Energie hat, spüren Sie das möglicherweise an seelischen Problemen. Dabei ist es oft so, dass Sie gar nicht spüren, dass Sie selbst ein Problem haben – gerade beim dritten Chakra werden Probleme nicht selten auf andere Menschen projiziert. Wenn Sie mit Ihrem Leben unzufrieden sind und andere Menschen oder das Schicksal dafür verantwortlich machen, versuchen Sie einmal, genau hinzusehen, ob nicht die Chance, Ihr Leben zum Besseren zu wenden, in Ihnen liegt.

Das Thema Emotionalität, das Hauptthema des Manipura-Chakras, ist sehr umfangreich und vielseitig. Mit jeder unserer Handlungen, selbst mit der »rationalsten«, sind Emotionen verbunden. Im Manipura-Chakra spiegelt sich unsere emotionale Grundhaltung wider.

Bei einem gestörten Nabelchakra ist es schwierig, die Emotionen, die dadurch entstehen, als eigenes Problem zu erkennen – wie wir es bereits beim Sakralchakra gesehen haben. Betrachten Sie sich selbst deshalb ein wenig kritisch – jedoch ohne Schuldzuweisungen. Machen Sie sich klar, dass Sie es in der Hand haben, Ihr Schicksal positiv zu verändern.

Problemkreis mangelnde oder überschießende Emotionalität

Wenn Sie den Eindruck haben, dass es Ihnen schwerfällt, Ihre Gefühle wahrzunehmen oder auszudrücken und von anderen gesagt bekommen, dass Sie wenig Gefühle zeigen, kommen vielleicht die folgenden Heilintentionen für Sie infrage:

- Es fällt mir ganz leicht, zu fühlen, was ich fühle, und zu zeigen, was ich fühle.
- Meine Mitte ist ganz warm, aus ihr strömen meine Gefühle – und das fühlt sich wunderbar an.

Wenn Sie umgekehrt zu Sentimentalität neigen, unter der Sie selbst leiden, oder wenn Sie manchmal großes Selbstmitleid verspüren, können Sie die folgenden Heilintentionen in Betracht ziehen:

- Ich sehe mich, wie ich bin – und es ist alles gut.
- Mir geht es gut, ich fühle mich wohl mit mir und mit der Welt.

Für Quanten-Yoga sind die »tieferen« Ursachen unerheblich. Wichtig ist, was Sie fühlen und wie Sie sich den Idealzustand vorstellen. Diesen Idealzustand sollte Ihre Intention widerspiegeln.

Problemkreis Machtstreben

Wenn Sie manchmal erschrecken, wie sehr Sie nach Macht streben, oder wenn Sie bemerken, dass Sie sich anderen gegenüber rücksichtslos verhalten, wenn Gereiztheit oder gar Wut Sie quälen, sind vielleicht die folgenden Heilintentionen für Sie geeignet:

- Ich lächle und bin entspannt. Ich lächle und lasse los.
- Es gelingt mir leicht, alle aufsteigende Energie kreativ und zum Wohle aller zu gebrauchen.

Problemkreis Angst

Wenn Sie unter Ängsten, unter Unsicherheit oder unter Neid leiden – Letzterer entspringt ja auch immer der Unsicherheit –, wenn Sie das Gefühl haben, nicht genug zu haben oder zu sein, probieren Sie es mit den folgenden Heilintentionen:

- Ich bin ganz sicher und fühle mich vollkommen wohl in mir.
- Ich habe alles, was ich brauche, und den Mut, es zu genießen.

Eng mit dem Thema Angst und Unsicherheit verknüpft, sind Schlafstörungen und Albträume. Wenn Sie davon gequält werden, sind dies mögliche Heilintentionen für Sie:

- Ich träume von der Schönheit und erwache zur Schönheit.
- Mein Schlaf ist ruhig, kraftvoll und voller Freude.

Problemkreis mangelnde Selbstachtung

Wenn es Ihnen an Selbstachtung mangelt und Sie immer wieder das Gefühl haben, nicht gut genug zu sein, bieten sich diese Intentionen an:

- Ich bin vollkommen, und dieses Wissen macht mich zufrieden.
- Ich sehe mich an und bin stolz auf meine Einmaligkeit.

Wiederum eng mit dem Thema der mangelnden Selbstachtung verknüpft sind Essstörungen. Wenn Sie darunter leiden, können Sie es mit diesen Intentionen probieren:

- Ich spüre ganz genau, was mir guttut – ich weiß, was ich brauche.
- Ich bin – genau so, wie ich bin – vollkommen in Ordnung.

Erster Schritt – Quanten-Yoga-Pranayama

Das Manipura-Chakra liegt drei Fingerbreit oberhalb des Nabels, im Sonnengeflecht (Solarplexus).

- Richten Sie Ihre Konzentration auf das Manipura-Chakra.
- Winkeln Sie den kleinen und den Ringfinger der rechten Hand nach innen ab und atmen Sie tief ein.

Samanu-Pranayama für die Emotionalität

Nun beginnt der eigentliche Wechselatmungszyklus:

- Verschließen Sie das rechte Nasenloch mit dem Daumen und atmen Sie durch das linke tief aus – bis der Einatemreflex einsetzt.
- Lassen Sie durch das linke Nasenloch die Luft wieder einströmen. Das Einatmen sollte etwa halb so lang wie das Ausatmen dauern. Richten Sie beim Einatmen Ihre Konzentration auf das Manipura-Chakra: Stellen Sie sich vor, dass Sie durch das Sonnengeflecht einatmen würden.

Besondere Hinweise

- **Versuchen Sie, das Gefühl zu bekommen, durch das Manipura-Chakra zu atmen. Dadurch bleibt die Konzentration an dieses Chakra gebunden.**
- **Lassen Sie beim Einatmen alle Gedanken und Gefühle los und versuchen Sie zu spüren, wie sich Ihr Manipura-Chakra mit Prana (Energie) auflädt.**

- Lösen Sie den Daumen, verschließen Sie das linke Nasenloch mit dem Mittel- und Zeigefinger und atmen Sie durch das rechte Nasenloch aus.
- Lassen Sie dann, weiterhin durch das rechte Nasenloch, die Luft wie von selbst wieder einströmen. Richten Sie beim Einatmen Ihre Konzentration erneut auf das Manipura-Chakra.
- Lösen Sie den Verschluss des linken Nasenlochs und beginnen Sie den Zyklus von vorn. Wiederholen Sie den Zyklus insgesamt siebenmal.

Zweiter Schritt – Quanten-Yoga-Asana

Die Purvothasana, auch schräge Stellung oder schiefe Ebene genannt, aktiviert das dritte Chakra und hilft Ihnen, Ihre Gefühle besser auszudrücken und zudem eine bessere Körperwahrnehmung zu bekommen.

Purvothasana für die Emotionalität

- Setzen Sie sich mit geschlossenen, nach vorn gestreckten Beinen gerade auf den Boden. Legen Sie die Handflächen neben das Gesäß. Atmen Sie dreimal tief ein und aus.
- Mit dem nächsten Einatmen verlagern Sie das Gewicht auf die Hände und Füße und heben das Becken an; dabei sollte der gesamte Oberkörper eine Linie bilden. Ziehen Sie den Kopf leicht zur Brust.

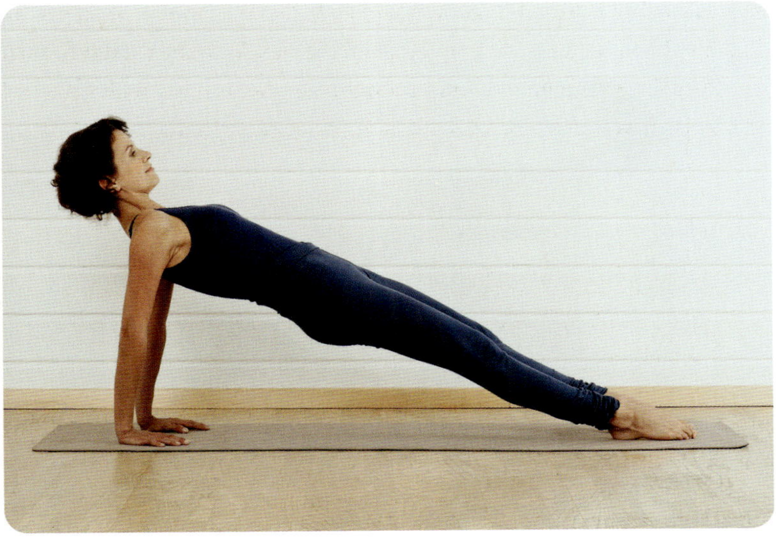

Die schräge Stellung oder schiefe Ebene hilft Ihnen dabei, Ihre Emotionen besser ausdrücken zu können.

- Atmen Sie in dieser Stellung dreimal ein und aus. Bei der Einatmung sprechen Sie innerlich Ihre Intention, bei der Ausatmung versuchen Sie, so weit wie möglich alle Gedanken loszulassen.
- Atmen Sie anschließend noch einmal tief ein. Mit dem Ausatmen lassen Sie das Becken wieder sinken. Wiederholen Sie die Übung dreimal.

Variationen

- **Rückenschonende Variante:** Bei Problemen mit dem unteren Rücken können Sie die Belastung verringern, indem Sie die Knie anwinkeln. Beim Heben des Beckens bilden Oberkörper und Oberschenkel einen »Tisch«.
- **Variante für Fortgeschrittene:** Bei dieser Variante weisen die Finger nach hinten. Wenn Sie das Becken gehoben haben, legen Sie den Kopf in den Nacken und spannen den Rücken wie einen Bogen.

Dritter Schritt – Quanten-Yoga-Meditation

Ihre Intention ist nun gut im Bewusstsein und Unterbewusstsein verankert. Jetzt kommen wir zum entscheidenden Schritt, bei dem die Quanteneinstimmung erfolgt: zur Meditation.

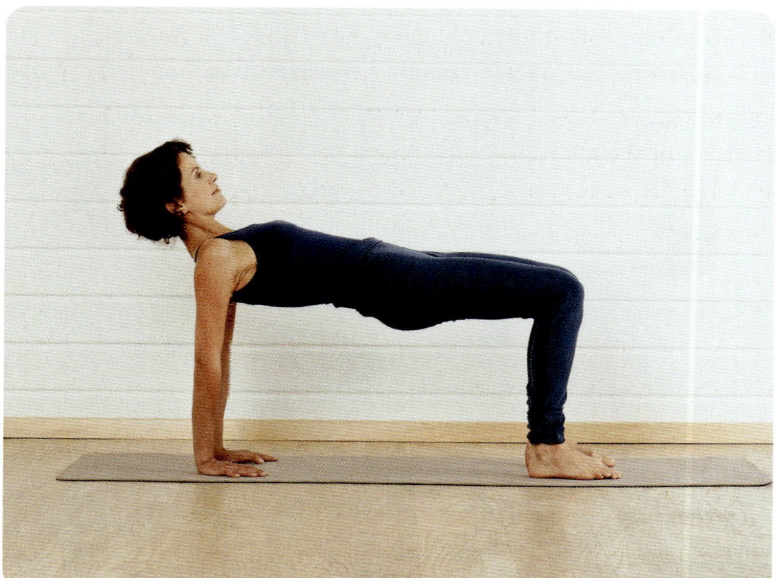

Die einfachere Variante der Purvothasana entlastet insbesondere den unteren Rücken.

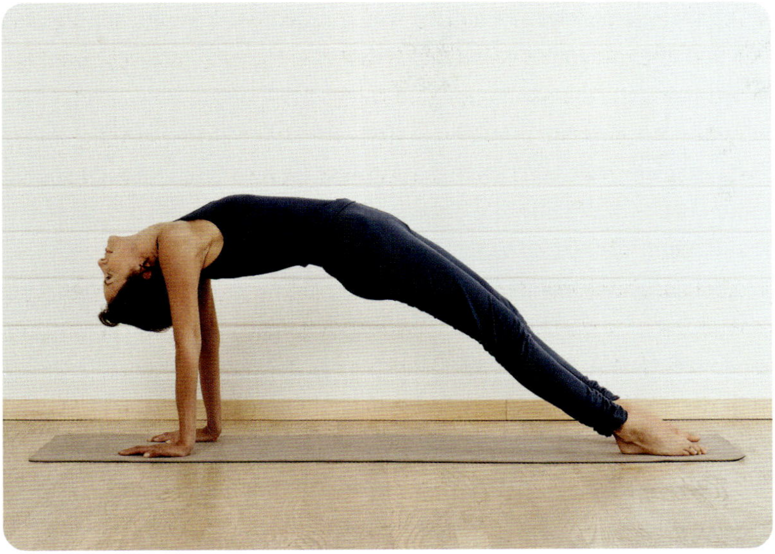

Bei der Variante für Fortgeschrittene wird der Rücken wie ein Bogen gespannt.

- Setzen Sie sich in eine Meditationshaltung, bei der der Rücken mühelos gerade gehalten werden kann und der Atem frei fließt.
- Nehmen Sie die folgende Mudrahaltung mit den Händen ein.
- Schließen Sie die Augen und atmen Sie ganz natürlich.

Agni ist der hinduistische Gott des Feuers; die drei gestreckten Finger sehen aus wie Flammen.

Agni-Mudra für die Emotionalitä

Die Agni-Mudra ist eine Handhaltung, bei der der Ringfinger die Daumenwurzel berührt und der Daumen über dem zweiten Glied des Ringfingers liegt. Die anderen Finger bleiben gestreckt. Die Hand kreuzt die Mittellinie des Körpers und steht in Höhe des Nabelchakras, wobei die Handfläche nach oben weist.

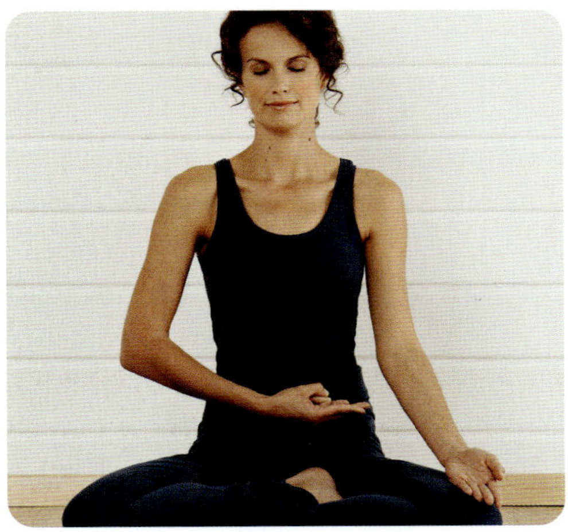

Meditation für die Emotionalität

- Sie sitzen gerade und still. Der Atem geht ruhig und zwanglos.
- Bleiben Sie einige Atemzüge lang so sitzen und beobachten Sie Ihren Körper. Wo berühren die Füße den Boden, welche Muskeln sind angespannt, wie ist Ihr Gesichtsausdruck, wie bewegt sich Ihr Atem?

- Konzentrieren Sie sich auf Ihr Manipura-Chakra und stellen Sie sich vor, wie ein goldgelbes Licht dort entsteht.
- Atmen Sie weiter zwanglos und ruhig, ohne einzugreifen. Vergegenwärtigen Sie sich Ihren Problempunkt – Ihr Nabelchakra, das die Wurzel Ihres Problems darstellt. Vergegenwärtigen Sie sich Ihren Harmoniepunkt – die Mudra, in der sich die angenehmen, guten Gefühle konzentrieren.

Nun beginnt der Hauptteil der Quanten-Meditation:

- Atmen Sie dreimal tief ein und aus.
- Wiederholen Sie Ihre Intention dreimal.
- Konzentrieren Sie sich auf Harmonie- und Problempunkt.
- Lassen Sie die beiden Kontaktpunkte in Ihrem Bewusstsein – so weit es Ihnen möglich ist – verschmelzen.

Tun Sie nun gar nichts mehr. Lassen Sie Ihren Geist still werden. Gedanken, Gefühle oder Wahrnehmungen, die auftauchen, nehmen Sie einfach an. Sie lassen sie kommen ... und gehen. Immer wenn Ihr Geist – und sei es nur für winzige Augenblicke – ganz zur Ruhe kommt, tritt Ihr reines Bewusstsein mit der Quantenebene in Kontakt, überträgt die zuvor aufgebaute Intention und löst den Harmonisierungsimpuls aus. Dann findet Heilung statt. Wenn ein Kontaktsignal wie z. B. eine unerwartete körperliche Empfindung auftaucht, nehmen Sie dieses wahr, lassen es aber ebenfalls kommen und gehen. Wenn Ihre Meditation beendet ist, strecken Sie sich, atmen tief ein und aus und beobachten, ob Sie eine Veränderung wahrnehmen können.

Die Entwicklung selbstloser Liebe im Sinne christlicher Nächstenliebe, aber auch in Form des vom Buddhismus gelehrten Mitgefühls gegenüber allen Wesen ist die Hauptaufgabe, die in der Entfaltung des Herzchakras liegt.

Einfühlungsvermögen – viertes Chakra

Für das Einfühlungsvermögen spielt das Herz- oder Anahata-Chakra eine wichtige Rolle. Dieses Chakra, die »Menschenmitte«, verbindet die unteren drei Chakras, die mit den Instinkten und animalischen Aspekten zusammenhängen, mit den oberen drei Chakras des höheren, menschlichen Bewusstseins. Zu den wichtigen Themen des Anahata-Chakra gehören Liebe, Mitgefühl, Menschlichkeit und Geborgenheit. Das vierte Chakra ermöglicht den liebevollen, unterstützenden Kontakt zum Du und führt vom Ich-Bewusstsein zum Wir-Bewusstsein. Über das Herzchakra ist es möglich, Verbindungen zu anderen Menschen aufzunehmen, ohne dabei egoistische Interessen im Auge zu haben.

Fließt die Energie im Herzchakra ungehindert, ist der Mensch zur Kommunikation von Herz zu Herz fähig. Offenheit und Toleranz gegenüber anderen Ideen und Kulturen sind dabei ebenso selbstverständlich wie gesunde Du-Beziehungen. Ein stabiles Anahata-Chakra macht es leicht, Verantwortung zu übernehmen – für den Partner, die Kinder, Verwandte und Freunde. Die bewusste Entfaltung des vierten Chakras schafft die wichtigste Grundvoraussetzung für den liebe- und vertrauensvollen Kontakt zum Mitmenschen: sich selbst anzunehmen und zu lieben.

Vorbereitung – das Problem bestimmen

Spüren Sie Schwierigkeiten beim Einfühlungsvermögen, ist also Ihr Herzchakra von Blockaden oder Energiemangel betroffen, merken Sie das generell daran, dass Sie sich isoliert von anderen Menschen fühlen; das fühlt sich nicht gut an – wahrscheinlich werden Sie aber gar nicht in erster Linie daran denken, dass Ihr Unwohlsein mit der Welt auch mit Ihnen selbst zu tun haben könnte.

Für Quanten-Yoga ist es weniger wichtig, die »tieferen« Ursachen für Ihr Gefühl, allein in der Welt zu sein, zu kennen; viel wichtiger ist, was Sie fühlen und wie Ihre Vorstellung vom Idealzustand aussieht. Dieses Ideal sollte sich in Ihrer Heilintention widerspiegeln.

Problemkreis Einsamkeit

Im Vergleich zu den drei unteren Chakras zeigen sich Probleme im Herzchakra nicht so vielfältig – das Leitsymptom ist immer ein Gefühl der Einsamkeit. Wenn Sie unter Isolation, Einsamkeit oder Kontaktschwierigkeiten leiden und Ihre emotionalen Bedürfnisse nicht befriedigt werden, kommen vielleicht die folgenden Heilintentionen für Sie infrage:

- Mein Herz ist offen; es fällt mir leicht, Kontakt zu anderen zu knüpfen.
- Ich ziehe andere Menschen an, indem ich mein Herz weit öffne.

Wenn Sie sich umgekehrt anderen gegenüber nicht abgrenzen können, und es Ihnen fast unmöglich scheint, auch einmal Nein zu sagen, probieren Sie es mit diesen Heilintentionen:

- Ich bin ich, und das ist gut so. Meine Grenzen sind sicher.
- Ich weiß, was ich will, und kann es liebevoll durchsetzen.

Problemkreis übersteigerte oder mangelnde Selbstliebe

Wenn Sie bei selbstkritischer Betrachtung merken, dass Ihnen Eigenliebe und Arroganz im Weg stehen, sind mögliche Heilintentionen für Sie:

- Ich bin eins mit der Welt und mit meinen Mitmenschen.
- Ich bin gut, so, wie ich bin, und alle anderen sind wie ich – einmalig.

Wenn Sie manchmal erschüttert darüber sind, wie lieblos, verbittert und hart Sie geworden sind, erwägen Sie folgende Heilintentionen:

- Der Quell der Liebe entspringt meinem Herzen und löscht jeden Durst.
- Das Leben ist süß und wunderbar: Das macht die Liebe.

Wenn Sie anderen Menschen gegenüber sogar eine große Feindseligkeit verspüren und darunter leiden, kommen vielleicht diese Heilintentionen für Sie in Betracht:

- Ich erkenne, dass jeder Mensch in seinem Herzen ist wie ich, und ich lächle.
- Ich lebe frei und liebevoll, ich übe Nachsicht, und das fühlt sich wunderbar an.

Selbstverständlich können und sollten Sie die Vorschläge zu den Heilintentionen abändern, wenn sie nicht ganz zu Ihnen passen – oder Sie entwickeln eine ganz persönliche, eigene Intention.

Erster Schritt – Quanten-Yoga-Pranayama

- Richten Sie Ihre Konzentration auf das Anahata-Chakra in der Brustmitte, etwa auf Herzhöhe.
- Strecken Sie Zeigefinger und kleinen Finger der linken Hand. Der Verschluss erfolgt mit Mittel- und Ringfinger.
- Atmen Sie tief ein.

Samanu-Pranayama für das Einfühlungsvermögen

Nun beginnt der eigentliche Wechselatmungszyklus:

- Verschließen Sie das linke Nasenloch mit dem linken Daumen und atmen Sie durch das rechte Nasenloch tief aus.
- Lassen Sie dann, weiterhin durch das rechte Nasenloch, die Luft wieder einströmen. Richten Sie beim Einatmen Ihre Konzentration wiederum auf das Anahata-Chakra: Stellen Sie sich vor, dass Sie durch das Herzzentrum einatmen würden.
- Verschließen Sie nun auch das rechte Nasenloch mit Mittel- und Ringfinger, ohne den Daumenverschluss des linken Nasenlochs zu lösen. Halten Sie den Atem kurz an. Zählen Sie innerlich bis vier.
- Lösen Sie dann den Daumen und atmen Sie durch das linke Nasenloch langsam aus.

Besondere Hinweise

- **Versuchen Sie, das Gefühl zu bekommen, durch das Anahata-Chakra zu atmen. Dadurch bleibt die Konzentration an dieses Chakra gebunden.**
- **Lassen Sie beim Einatmen alle Gedanken und Gefühle los und versuchen Sie zu spüren, wie sich Ihr Anahata-Chakra mit Prana (Energie) auflädt.**
- **Übertreiben Sie keinesfalls das Atemanhalten. Sie können die Dauer selbst bestimmen, indem Sie langsamer oder schneller bis vier zählen. Es sollte auf keinen Fall ein unangenehmes Gefühl dabei entstehen – achten Sie auf Ihre Grenzen!**

- Lassen Sie dann, weiterhin durch das linke Nasenloch, die Luft wie von selbst wieder einströmen. Richten Sie beim Einatmen Ihre Konzentration erneut auf das Anahata-Chakra.
- Verschließen Sie nun auch das linke Nasenloch wieder mit dem Daumen, ohne Mittel- und Ringfingerverschluss des rechten Nasenlochs zu lösen. Halten Sie den Atem kurz an. Zählen Sie innerlich bis vier.
- Lösen Sie den Verschluss des rechten Nasenlochs und beginnen Sie den Zyklus von vorn. Wiederholen Sie den Zyklus insgesamt siebenmal.

Achten Sie bei allen Atemübungen darauf, dass Sie Ihre individuelle Grenze nicht überschreiten. Sollte Ihnen schwindlig werden, brechen Sie die Übung sofort ab.

Zweiter Schritt – Quanten-Yoga-Asana

Die Bhujangasana oder Kobrastellung ist eine sehr aktivierende Stellung. Sie erleichtert die Verbindung der unteren mit den oberen Chakras.

Asana für das Einfühlungsvermögen – Bhujangasana

- Legen Sie sich auf den Bauch. Die Stirn berührt den Boden, die Hände liegen neben dem Kopf. Atmen Sie dreimal tief ein und aus.
- Mit dem nächsten Einatmen heben Sie Kopf und Brustbein leicht vom Boden ab. Die Unterarme drücken etwas gegen den Boden und unterstützen die Dehnung (siehe Abbildung S. 106).

Die Bhujangasana oder Kobrastellung verbindet über das Herzchakra die unteren drei mit den oberen drei Chakras.

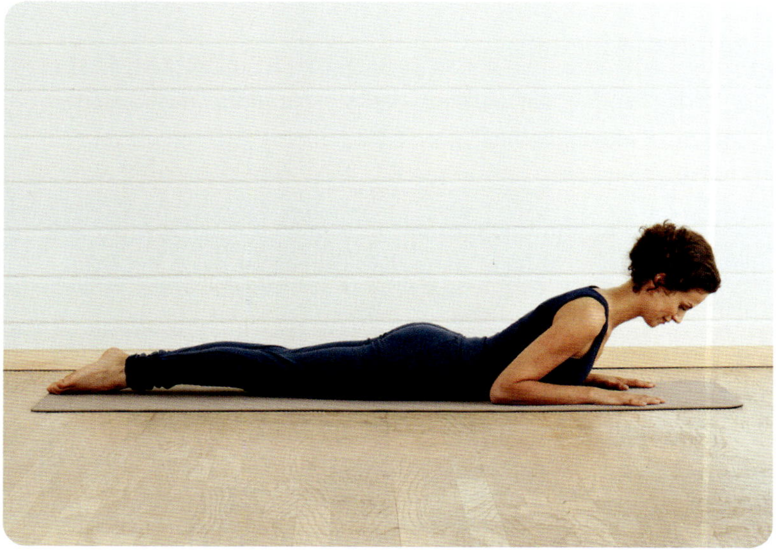

- Atmen Sie in dieser Haltung dreimal tief ein und aus. Beim Einatmen sprechen Sie innerlich Ihre Intention; beim Ausatmen lassen Sie so weit wie möglich alle Gedanken los. Nach dem dritten Ausatmen lösen Sie die Stellung und senken die Stirn wieder auf den Boden.
- Entspannen Sie sich, atmen Sie dreimal tief durch und wiederholen Sie die Übung anschließend. Führen Sie insgesamt drei Wiederholungen der Übung aus.

Variationen

- **Rückenstärkende Variante:** Diese Variante stärkt Ihren Rücken besonders gut, ist aber etwas anstrengender. Dabei liegen die Arme zunächst neben dem Körper. Sie heben die Arme und verschränken die Hände in Höhe des Gesäßes hinter dem Rücken. Ziehen Sie die Schultern etwas nach hinten, sodass sich der Brustkorb dehnt, und heben Sie den Oberkörper leicht vom Boden ab (siehe Abbildung S. 107 oben).
- **Variante zur Dehnung der Bauchdecke:** Diese Variante eignet sich für Menschen, die bereits sehr flexibel sind. Ihre Hände liegen dabei neben den Schultern. Diesmal bleiben die Unterarme jedoch nicht am Boden, sondern lösen sich. Strecken Sie die Arme, so weit es geht und solange es bequem ist. Das Becken sollte dabei nahe am Boden bleiben (siehe Abbildung S. 107 unten).

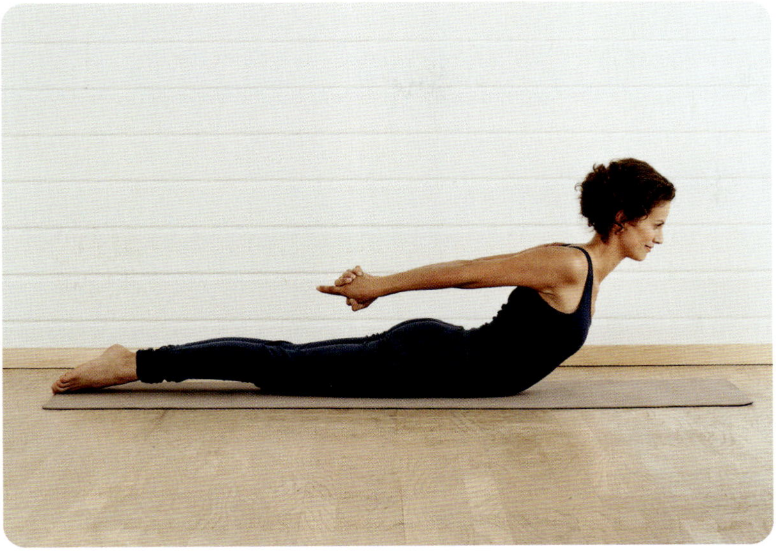

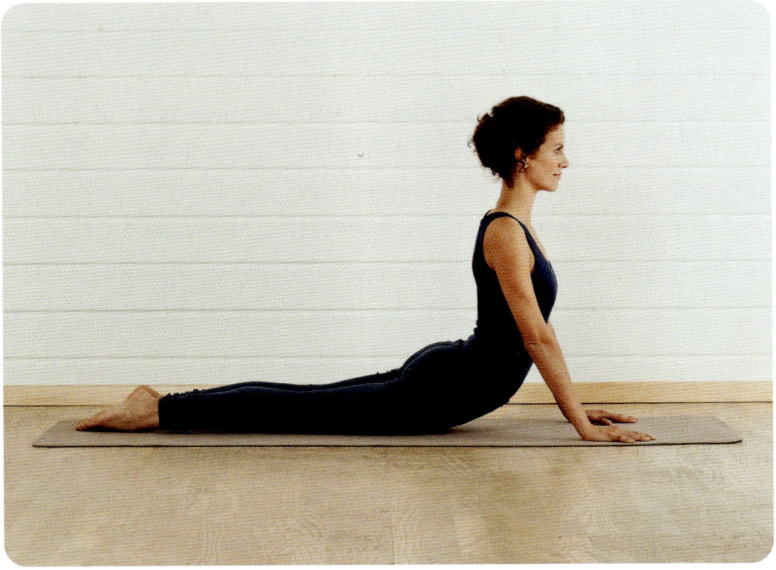

Bei der Kobrastellung haben Sie außerdem die Wahl zwischen einer rückenstärkenden Variante (oben) und einer Variante zur Dehnung der Bauchdecke (unten).

Dritter Schritt – Quanten-Yoga-Meditation

Ihre Intention ist nun gut im Bewusstsein und Unterbewusstsein verankert. Jetzt kommen wir zum entscheidenden Schritt, bei dem die Quanteneinstimmung erfolgt: zur Meditation.

- Setzen Sie sich in eine Meditationshaltung, bei der der Rücken mühelos gerade gehalten werden kann und der Atem frei fließt.
- Nehmen Sie die folgende Mudrahaltung mit den Händen ein.
- Schließen Sie die Augen und atmen Sie ganz natürlich, ohne den Atem zu beeinflussen.

Mudra für das Einfühlungsvermögen – Anahata-Vaayu-Mudra

Die Anahata-Vaayu-Mudra hilft beim Zentrieren der Energien.

Diese Mudra wird geformt, indem der Daumen über den angewinkelten Zeigefinger gelegt wird. Mittel-, Ring- und kleiner Finger sind gestreckt. Die Hand steht in der Körpermitte auf Höhe des Herzens, die Handkante weist nach vorn.

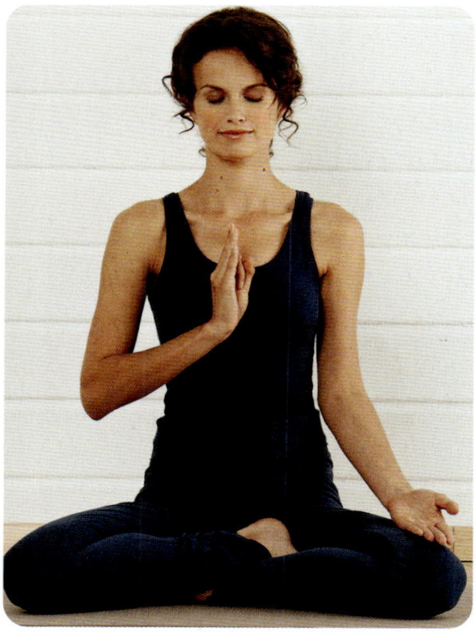

Meditation für das Einfühlungsvermögen

- Sie sitzen gerade und still. Der Atem geht ruhig und zwanglos.
- Bleiben Sie einige Atemzüge lang so sitzen und beobachten Sie Ihren Körper. Wo berühren die Füße den Boden, welche Muskeln sind angespannt, wie ist Ihr Gesichtsausdruck, wie bewegt sich Ihr Atem?
- Konzentrieren Sie sich nun auf Ihr Herzchakra, Ihr Anahata-Chakra und stellen Sie sich vor, wie ein warmes grünes Licht dort entsteht.
- Atmen Sie weiter zwanglos und ruhig. Vergegenwärtigen Sie sich Ihren Problempunkt – Ihr Herzchakra, das die Wurzel Ihres Problems darstellt. Vergegenwärtigen Sie sich Ihren Harmoniepunkt – die Mudra, in der sich die angenehmen, guten Gefühle konzentrieren.

Nun beginnt der Hauptteil der Quanten-Meditation:

- Atmen Sie dreimal tief ein und aus.
- Wiederholen Sie Ihre Intention dreimal.
- Konzentrieren Sie sich auf Harmonie- und Problempunkt.
- Lassen Sie die beiden Kontaktpunkte in Ihrem Bewusstsein – so weit es Ihnen möglich ist – verschmelzen.

Tun Sie nun gar nichts mehr. Lassen Sie Ihren Geist still werden. Gedanken, Gefühle oder Wahrnehmungen, die auftauchen, nehmen Sie einfach an. Sie lassen sie kommen ... und gehen. Immer wenn Ihr Geist – und sei es nur für winzige Augenblicke – ganz zur Ruhe kommt, tritt Ihr reines Bewusstsein mit der Quantenebene in Kontakt, überträgt die zuvor aufgebaute Intention und löst den Harmonisierungsimpuls aus. Dann findet Heilung statt. Wenn ein Kontaktsignal wie z. B. eine unerwartete körperliche Empfindung auftaucht, nehmen Sie dieses wahr, lassen es aber ebenfalls kommen und gehen. Wenn Ihre Meditation beendet ist, strecken Sie sich, atmen tief ein und aus und beobachten, ob Sie eine Veränderung wahrnehmen können.

Kommunikation – fünftes Chakra

Das Kehlzentrum oder Vishuddha-Chakra ist das Zentrum der Sprache und der Kommunikation. Die Aufgabe, die mit diesem Chakra zusammenhängt, besteht darin, Wortbewusstsein zu entwickeln, sich selbst auszudrücken und sich anderen mitzuteilen. Das fünfte Chakra verbindet das Herzzentrum mit den Kopfchakras und gilt als Vermittler zwischen Fühlen und Denken. Die Entwicklung des Vishuddha-Chakras erhöht die innere und äußere Wahrnehmung und hilft, die innere Welt nach außen zu tragen. Die wichtigen Themen des fünften Chakras sind Kommunikation, Inspiration, mentale Energie, Unabhängigkeit und Wahrheit.

Die menschliche Stimme kann Informationen und Gefühle ausdrücken, wodurch verbale Kommunikation erst ihren tieferen Sinn erhält. Ein starkes Kehlzentrum macht es leicht, mit Sprache umzugehen. Die Macht des Wortes, die Lern- und Konzentrationsfähigkeit sowie die Offenheit gegenüber fremden Anschauungen hängen mit dem Vishuddha-Chakra zusammen. Das Chakra wirkt sich ferner auf den Klang der Stimme aus, die immer auch ein Spiegel der jeweiligen Gefühle und Bewusstseinszustände ist.

Ein harmonisches Halschakra ermöglicht es, tief in die Welt des Klangs – der Worte und der Musik – einzutauchen. Gedanken bestehen zumeist aus »gedachten Worten«, die eine starke Wirkung auf die Stimmung und das Lebensgefühl haben.

Vorbereitung – das Problem bestimmen

Das fünfte Chakra hat das Hauptthema Kommunikation. Bei Kommunikation denken Sie vielleicht in erster Linie an Probleme mit der Sprache. Doch die Sprache ist nur ein Mittel der Kommunikation – und bezieht sich meist auch nur auf die Kommunikation mit der Außenwelt. Wir kommunizieren aber auch mit uns selbst. Blockaden oder Energiemangel im Kehlchakra zeigen sich immer in Kommunikationsproblemen im weitesten Sinn.

Ebenso wie die Haut stellt auch unsere Stimme gewissermaßen unsere Visitenkarte dar – sie vermittelt bei der Begegnung mit anderen Menschen oft einen ersten Eindruck von uns.

Sie müssen dies nicht genauer analysieren. Für Quanten-Yoga ist die Ursache des Problems unwesentlich. Es geht darum, worunter Sie konkret leiden. Doch auch das erfordert mitunter genaueres Hinsehen. Sehen Sie sich selbst genau an und spüren Sie nach, worunter Sie leiden.

Problemkreis mangelnde Ausdrucksfähigkeit

Wenn es Ihnen schwerfällt, sich richtig auszudrücken, wenn es Ihnen an Ausdrucksmöglichkeiten mangelt oder wenn Sie an Sprachstörungen leiden, erwägen Sie folgende Heilintentionen:

- Es ist gut, wenig zu sagen – das Wesentliche zu sagen fällt mir leicht.
- Die Worte kommen von selbst, und wie sie kommen, so ist es gut.

Wenn Sie schüchtern, gehemmt oder verwirrt im Umgang mit anderen Menschen sind und wenn Sie unter der Angst vor Isolation leiden, können Sie es mit diesen Heilintentionen versuchen:

- Ich sehe, dass die Mauer zwischen mir und den anderen nur aus Luft besteht.
- Ich bin mit allen Menschen verbunden und ziehe die an, die mit mir in Harmonie sind.

Wenn Sie Angst vor der eigenen Meinung und Angst vor Konflikten haben – hier einige Vorschläge für Heilintentionen:

- Der Kampf der Worte ist ein lustvolles Spiel.
- Ich bin ich selbst, meine Meinung ist mein Kind, und andere Meinungen sind die Spielgefährten.

Problemkreis mangelnde Verbindung zur Welt

Wenn Sie spüren, dass Sie vor der Realität in Illusionen flüchten, und merken, dass Ihnen das nicht guttut, kommen vielleicht diese Heilintentionen für Sie infrage:

- Ich öffne meine Augen: Wie wunderbar die Wirklichkeit doch ist!
- Es gelingt mir leicht, die Illusionen loszulassen, denn die Wirklichkeit ist voller Freude, die ich entdecken kann.

Wenn Sie umgekehrt dazu neigen, den Intellekt zu sehr zu betonen, und dadurch anderen Menschen gefühlskalt erscheinen, wenn Sie selbst merken, dass Ihnen dadurch etwas Wesentliches entgeht, können diese Heilintentionen helfen:

- Ich bin stolz auf meinen Verstand – ich bin stolz auf meine Gefühle.
- Es ist schön zu verstehen; es ist wunderbar, mit allen Sinnen zu begreifen.

Erster Schritt – Quanten-Yoga-Pranayama

- Richten Sie Ihre Konzentration auf das Vishuddha-Chakra, auf die Stelle, an der der Kehlkopf liegt.
- Winkeln Sie den kleinen und den Ringfinger der rechten Hand nach innen ab.
- Atmen Sie tief ein.

Kommunikationsprobleme im weitesten Sinn weisen auf eine Blockade oder einen Energiemangel des Hals- oder Kehlchakras hin.

Samanu-Pranayama für die Kommunikation

Nun beginnt der eigentliche Wechselatmungszyklus:

- Verschließen Sie das rechte Nasenloch mit dem rechten Daumen und atmen Sie durch das linke Nasenloch tief aus.
- Lassen Sie dann, weiterhin durch das linke Nasenloch, die Luft wieder einströmen. Richten Sie beim Einatmen Ihre Konzentration wiederum auf das Vishuddha-Chakra: Stellen Sie sich vor, dass Sie durch das Kehlkopfzentrum einatmen würden.
- Verschließen Sie nun auch das linke Nasenloch mit kleinem und Ringfinger, ohne den Daumenverschluss des rechten Nasenlochs zu lösen. Halten Sie den Atem kurz an. Zählen Sie innerlich bis vier.
- Lösen Sie dann den Daumen und atmen Sie durch das rechte Nasenloch langsam aus.
- Lassen Sie, weiterhin durch das rechte Nasenloch, die Luft wie von selbst wieder einströmen. Richten Sie beim Einatmen Ihre Konzentration erneut auf das Vishuddha-Chakra.
- Verschließen Sie nun auch das rechte Nasenloch wieder mit dem Daumen, ohne den Verschluss mit kleinem und Ringfinger des linken Nasenlochs zu lösen. Halten Sie den Atem an, zählen Sie innerlich bis vier.

Besondere Hinweise

- **Versuchen Sie, das Gefühl zu bekommen, durch das Vishuddha-Chakra zu atmen. Dadurch bleibt die Konzentration an dieses Chakra gebunden.**

- **Lassen Sie beim Einatmen alle Gedanken und Gefühle los und versuchen Sie zu spüren, wie sich Ihr Vishuddha-Chakra mit Prana (Energie) auflädt.**

- **Übertreiben Sie keinesfalls das Atemanhalten. Sie können die Dauer selbst bestimmen, indem Sie langsamer oder schneller bis vier zählen. Es sollte auf keinen Fall ein unangenehmes Gefühl dabei entstehen – achten Sie auf Ihre Grenzen!**

- Lösen Sie den Verschluss des linken Nasenlochs und beginnen Sie den Zyklus von vorn. Wiederholen Sie den Zyklus insgesamt siebenmal.

Zweiter Schritt – Quanten-Yoga-Asana

Die Matsyasana ist eine befreiende und stark öffnende Yogastellung. Gehen Sie jedoch immer nur so weit in die Dehnung hinein, wie es Ihnen noch angenehm ist.

Die Matsyasana oder Fischstellung aktiviert nicht nur das Kehlchakra, sondern den ganzen Körper. Nach dieser Übung werden Sie sich erfrischt und selbstbewusster fühlen.

Matsyasana für die Kommunikation

- Sie liegen auf dem Rücken. Schieben Sie nun Ihre Hände unter das Gesäß und dort so weit wie möglich nach unten. Atmen Sie dreimal tief ein und aus.
- Mit dem nächsten Einatmen heben Sie die Brust so weit wie möglich, legen den Kopf nach hinten und drücken ihn gegen den Boden. Ihre Hände tragen dabei den Hauptteil des Gewichts; etwa ein Drittel des Gewichts trägt der Kopf. Wichtig ist, dass der Brustbereich gedehnt wird, nicht der Lendenbereich. Versuchen Sie, möglichst wenig ins Hohlkreuz zu gehen und den unteren Rücken in Richtung Boden zu drücken.
- Atmen Sie in dieser Haltung dreimal tief ein und aus. Beim Einatmen sprechen Sie innerlich Ihre Intention; beim Ausatmen lassen Sie so weit wie möglich alle Gedanken los.

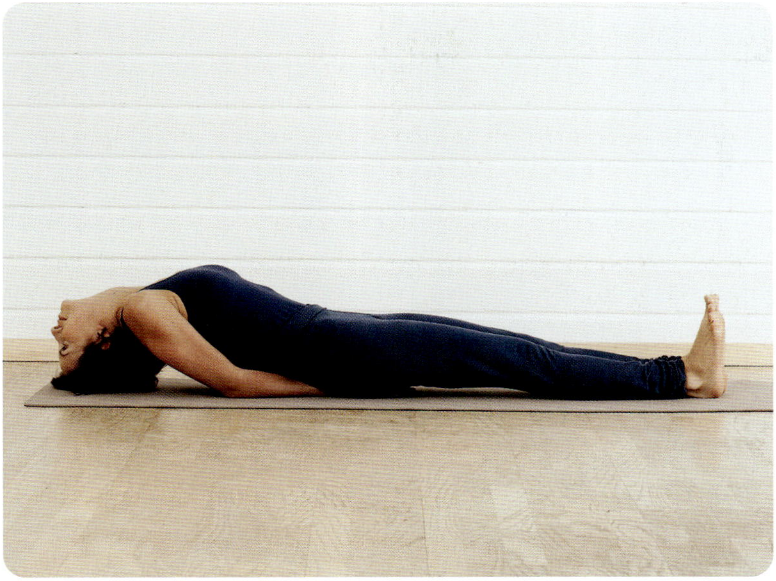

Die Matsyasana oder Fischstellung aktiviert den Energiefluss im ganzen Körper.

- Nach dem dritten Ausatmen lösen Sie die Stellung und lassen die Brustwirbelsäule wieder auf den Boden sinken.
- Entspannen Sie sich, atmen Sie dreimal tief durch und wiederholen Sie die Übung. Führen Sie insgesamt drei Wiederholungen aus.

Variationen

- **Halswirbelschonende Variante:** Wenn Sie Probleme mit der Halswirbelsäule haben, legen Sie eine Decke unter den Hinterkopf. Das Gewicht sollte dann noch stärker auf den Armen liegen. Drücken Sie bei nahezu gerader Halswirbelsäule Ihren Hinterkopf sanft gegen den Boden (siehe Abbildung S. 114 oben).
- **Schultergelenkschonende Variante:** Bei Problemen mit den Schultergelenken schieben Sie die Hände nicht unter das Gesäß, sondern legen sie neben die Hüftgelenke (siehe Abbildung S. 114 unten).

Dritter Schritt – Quanten-Yoga-Meditation

Ihre Intention ist nun gut im Bewusstsein und Unterbewusstsein verankert. Jetzt kommen wir zum entscheidenden Schritt, bei dem die Quanteneinstimmung erfolgt: zur Meditation.

Bei der Variante oben schonen Sie Ihre Halswirbelsäule, bei der Variante unten Ihre Schultergelenke.

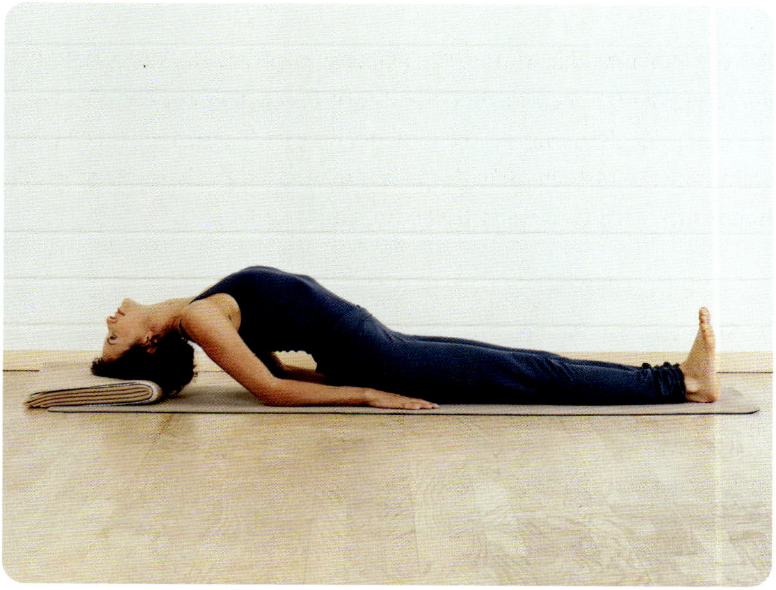

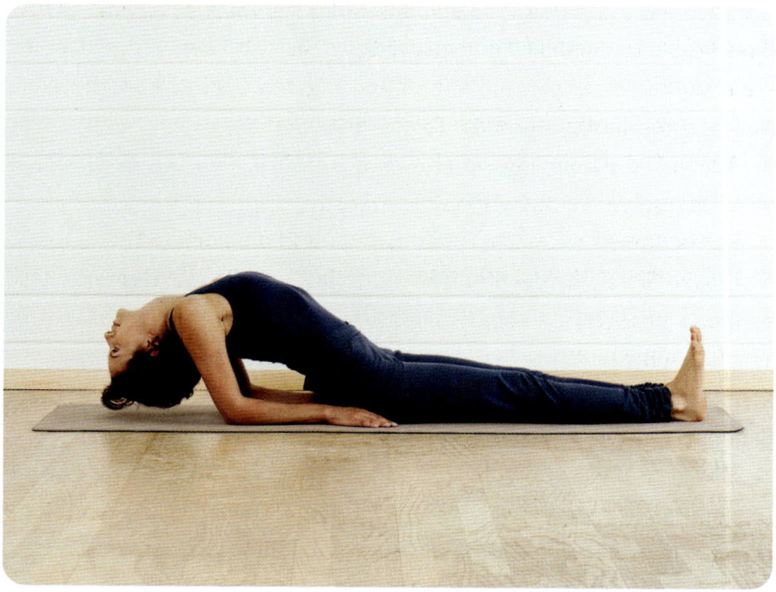

- Setzen Sie sich in eine Meditationshaltung, bei der der Rücken mühelos gerade gehalten werden kann und der Atem frei fließt.
- Nehmen Sie die folgende Mudrahaltung mit den Händen ein.
- Schließen Sie die Augen und atmen Sie ganz natürlich, ohne den Atem zu beeinflussen.

Vaayu-Mudra für die Kommunikation

Bei der Vaayu-Mudra wird der Zeigefinger angewinkelt, sodass die Fingerkuppe die Daumenwurzel berührt. Der Daumen liegt über dem zweiten Glied des Zeigefingers, die anderen Finger sind gestreckt. Die Hand steht leicht seitlich vor dem Körper in Höhe des Kehlchakras, wobei die Handkante nach vorn weist (siehe Abbildung unten).

Meditation für die Kommunikation

- Sie sitzen gerade und still. Der Atem geht ruhig und zwanglos.
- Bleiben Sie einige Atemzüge lang so sitzen und beobachten Sie Ihren Körper. Wo berühren die Füße den Boden, welche Muskeln sind angespannt, wie ist Ihr Gesichtsausdruck, wie bewegt sich Ihr Atem?
- Konzentrieren Sie sich auf Ihr Vishuddha-Chakra und stellen Sie sich vor, wie dort ein hellblaues Licht entsteht.
- Atmen Sie weiter zwanglos und ruhig, ohne einzugreifen. Vergegenwärtigen Sie sich Ihren Problempunkt – Ihr Kehlchakra, das die Wurzel Ihres Problems darstellt. Vergegenwärtigen Sie sich Ihren Harmoniepunkt – die Mudra, in der sich die angenehmen, guten Gefühle konzentrieren.

Nun beginnt der Hauptteil der Quanten-Meditation:

- Atmen Sie dreimal tief ein und aus.
- Wiederholen Sie Ihre Intention dreimal.
- Konzentrieren Sie sich auf Harmonie- und Problempunkt.
- Lassen Sie die beiden Kontaktpunkte in Ihrem Bewusstsein – so weit es Ihnen möglich ist – verschmelzen.

Tun Sie nun gar nichts mehr. Lassen Sie Ihren Geist still werden. Gedanken oder Gefühle, die auftauchen, nehmen Sie einfach an. Sie lassen sie kommen … und gehen. Immer wenn Ihr Geist ganz zur Ruhe kommt, tritt Ihr reines Bewusstsein mit der Quantenebene in Kontakt, überträgt die zuvor aufgebaute Intention und löst den Harmonisierungsimpuls aus. Dann findet Heilung statt. Wenn ein Kontaktsignal wie z. B. eine unerwartete körperliche Empfindung auftaucht, nehmen Sie dieses wahr, lassen es aber ebenfalls kommen und gehen. Wenn Ihre Meditation beendet ist, strecken Sie sich, atmen tief ein und aus und beobachten, ob Sie eine Veränderung wahrnehmen können.

Halten Sie die Hand mit der Vaayu-Mudra leicht seitlich vor dem Körper in Höhe des Hals- oder Kehlchakras.

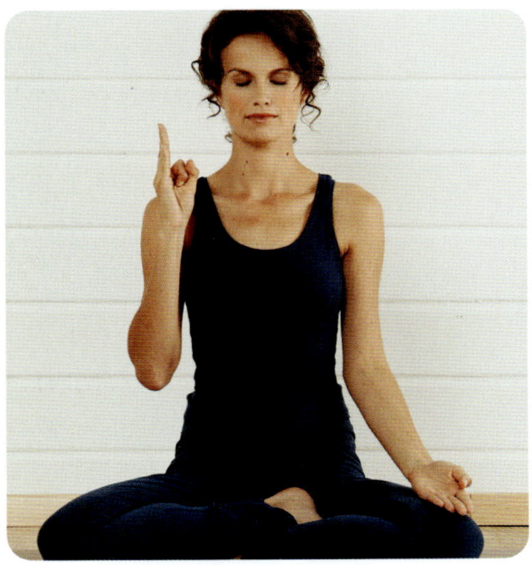

Vorstellungskraft – sechstes Chakra

Das sechste Chakra, das Ajna-Chakra, ermöglicht als geistiges Zentrum Achtsamkeit und Bewusstheit. Dort findet die Aufhebung der Dualität statt, die in der Meditation erlangt werden kann.

Die Hauptthemen des Stirnchakras sind Vorstellungskraft, Intuition, Weisheit, unmittelbare Wahrnehmung, Fantasie und die Verbindung zur geistigen Welt. Dieses Chakra ermöglicht intuitive Erkenntnis und weist auf den Bereich der Wirklichkeit hin, der zutage tritt, sobald die Dualität überwunden wird und die Gedanken zur Ruhe kommen. Innerhalb dieser höheren Wirklichkeit entwickeln sich die Intuition und andere »übersinnliche« Fähigkeiten. Ein Gespür für das, was geschehen wird, oder das intuitive Erfassen anderer Menschen sind häufige Phänomene, die in diesem Zusammenhang stattfinden. Ein weiteres Thema des Ajna-Chakras ist die Selbsterkenntnis.

Das Ajna-Chakra stellt den direkten Kontakt zur Welt der Fantasie, der inneren Bilder und der Visionen her.

Ein starkes Stirnzentrum weckt die Fähigkeit, sich »ein Bild zu machen«, sprich: zu visualisieren, sich Ziele lebhaft vorzustellen und eine Vision für das eigene Leben zu entwickeln. Aber auch die Verbindung zur Seele und das Erfahren einer bergenden Ganzheit, die hinter dem Bereich von »Gut und Böse«, hinter der dualistischen Anschauung liegt, werden vom sechsten Chakra beeinflusst. Ist das Ajna-Chakra von Energie erfüllt, fällt es leichter, Täuschungen und Illusionen zu erkennen und die Gedanken klar und ruhig werden zu lassen. Patanjalis Definition von Yoga lautet: »Yoga ist das Zur-Ruhe-Bringen der Bewegungen der Denksubstanz.« Ist diese Stille der Gedanken erreicht, löst sich die Dualität: »Männlich« und »Weiblich«, »Sonne« und »Mond«, linke und rechte Gehirnhälfte versöhnen sich; die Folge ist das Bewusstsein von Frieden.

Vorbereitung – das Problem bestimmen

Das Stirnchakra beeinflusst eine ganze Reihe wichtiger, geistiger Funktionen: Wahrnehmung, Intuition, Weisheit, Selbsterkenntnis, Denken, Bewusstsein – das übergeordnete Hauptthema kann man als Vorstellungskraft bezeichnen. Das mag zunächst einmal überraschen, hält man die Vorstellungskraft nur für eine von vielen geistigen Funktionen. Sehen wir jedoch genauer hin, finden wir, dass alles, was wir denken, zunächst in unserer Vorstellung ist, und alles, was wir wahrnehmen, nur wahrnehmbar ist, weil wir eine Vorstellung in uns tragen, mit der wir die Wahrnehmung verbinden können.

Wenn das Ajna-Chakra zu wenig Energie hat oder blockiert ist, hat das – wie bei allen Chakras – negative Auswirkungen. Es bedarf Achtsamkeit, diese Probleme nicht als persönliche Eigenschaften misszuverstehen und zu erkennen, dass es sich lediglich um veränderbare Mängel in energetischen Abläufen handelt. Bei den unteren Chakras ist es umgekehrt: Dort kann es leicht geschehen, dass man Probleme als von außen kommend begreift und die inneren Komponenten vernachlässigt. Bei den oberen Chakras besteht dagegen oft die Tendenz, nur auf das Innere zu blicken und Probleme als festgefügten Teil seiner selbst misszuverstehen. Mit Quanten-Yoga müssen Sie all das nicht analysieren. Sie sehen nur auf die Schwierigkeiten, die Sie möglicherweise haben – auch das bedarf ein wenig Achtsamkeit.

Beim Quanten-Yoga entwickeln Sie eine für Sie ideale Intention und transformieren durch den Kontakt mit der Quantenebene die scheinbar unveränderlichen negativen Eigenschaften Ihrer selbst.

Problemkreis Wahrnehmungsstörungen

Wenn Ihnen in manchen klaren Momenten deutlich wird, dass Sie sich allzu sehr von Egoismus und Selbstsucht leiten lassen, dass Sie dazu neigen, sich selbst in einem übertrieben positiven Licht zu sehen und jegliche eigenen Fehler zu verdrängen, und infolge dessen auch oft verantwortungslos handeln, kommen vielleicht die folgenden Heilintentionen für Sie infrage:

- Ich nehme mich an, so, wie ich bin, mit all meinen Schwächen, und handle verantwortungsvoll.
- Durch andere erkenne ich mich, und meine Welt erweitert sich.
- Ich erkenne meine Einzigartigkeit in der Einzigartigkeit der anderen.

Wenn Sie unter Störungen der Sinneswahrnehmungen – Sehen, Hören, Riechen, Schmecken, Tasten – leiden, können Sie diese Heilintentionen erwägen:

- Ich bin entspannt, und meine Wahrnehmung ist ganz klar.
- Meine Sinne sind klar, und ich genieße es.
- Ich lasse die Welt in mich hinein und staune.

Wenn Sie von abergläubischen Vorstellungen geleitet werden, sich oft sehr verwirrt fühlen oder beunruhigende Phänomene erleben, etwa Stimmen, die zu Ihnen sprechen, können Sie es mit den folgenden Heilintentionen probieren:

- Ich lasse Klarheit ein, und die Dunkelheit vergeht.
- Was auch geschieht: Ich bin ruhig und klar.

Problemkreis mangelnde Konzentration

Wenn Sie unter Konzentrations- und Lernschwäche leiden und Ihre Gedanken oft nicht zusammenhalten können, kommen vielleicht die folgenden Heilintentionen für Sie infrage:

- Ich bin ganz bei mir und in diesem Moment.
- Alles, was ich wahrnehme, und alles, was wichtig ist, bleibt ganz von selbst bei mir.
- Mein Geist arbeitet mühelos für mich.

Das Ajna-Chakra wird oft auch als Drittes Auge bezeichnet. Das Dritte Auge sieht Dinge, die die beiden anderen Augen nicht wahrnehmen können. Wir sprechen dann auch von Intuition.

Problemkreis mangelnder Lebenssinn

Wenn Sie das Gefühl von Sinnlosigkeit haben und keine Richtung in Ihrem Leben finden, probieren Sie es mit diesen Heilintentionen:

- Das Universum ist ganz für mich da und leitet mich.
- Ich erkenne meinen Weg – es ist so leicht, ihm zu folgen.
- Alles ist von Sinn durchdrungen, und jeder Tag bringt neue Einsicht.

Erster Schritt – Quanten-Yoga-Pranayama

- Richten Sie Ihre Konzentration auf das Ajna-Chakra zwischen den Augenbrauen, in der Mitte der Stirn, oberhalb der Nasenwurzel.
- Strecken Sie Zeige- und Mittelfinger der linken Hand. Ringfinger und kleiner Finger bilden den Verschluss.
- Atmen Sie tief ein.

Samanu-Pranayama für die Vorstellungskraft

Nun beginnt der eigentliche Wechselatmungszyklus:

- Verschließen Sie das linke Nasenloch mit dem linken Daumen und atmen Sie durch das rechte Nasenloch tief aus.
- Lassen Sie dann, weiterhin durch das rechte Nasenloch, die Luft wieder einströmen. Richten Sie beim Einatmen Ihre Konzentration wiederum

Besondere Hinweise

- **Versuchen Sie, das Gefühl zu bekommen, durch das Ajna-Chakra zu atmen. Dadurch bleibt die Konzentration an dieses Chakra gebunden.**
- **Lassen Sie beim Einatmen alle Gedanken und Gefühle los und versuchen Sie zu spüren, wie sich Ihr Ajna-Chakra mit Prana (Energie) auflädt.**
- **Übertreiben Sie keinesfalls das Atemanhalten. Sie können die Dauer selbst bestimmen, indem Sie langsamer oder schneller bis vier zählen. Es sollte auf keinen Fall ein unangenehmes Gefühl dabei entstehen – achten Sie auf Ihre Grenzen!**

auf das Ajna-Chakra: Stellen Sie sich vor, dass Sie durch das Stirnzentrum einatmen würden.

- Verschließen Sie nun auch das rechte Nasenloch mit Ringfinger und kleinem Finger, ohne den Daumenverschluss des linken Nasenlochs zu lösen. Halten Sie den Atem kurz an. Zählen Sie innerlich bis vier.
- Lösen Sie den Daumen und atmen Sie durch das linke Nasenloch langsam aus.
- Lassen Sie dann, weiterhin durch das linke Nasenloch, die Luft wie von selbst wieder einströmen. Richten Sie beim Einatmen Ihre Konzentration erneut auf das Ajna-Chakra.
- Verschließen Sie nun auch das linke Nasenloch wieder mit dem Daumen, ohne den Verschluss des rechten Nasenlochs zu lösen. Halten Sie den Atem kurz an. Zählen Sie innerlich bis vier.
- Lösen Sie den Verschluss des rechten Nasenlochs und beginnen Sie den Zyklus von vorn. Wiederholen Sie den Zyklus insgesamt siebenmal.

Die Stellung des Kindes ist eine der sanftesten und beruhigendsten Yogastellungen überhaupt. Sie entlastet auch den unteren Rücken.

Zweiter Schritt – Quanten-Yoga-Asana

Die Garbhasana oder Stellung des Kindes ist eine sehr stark beruhigende Yogastellung. Sie klärt unruhige Gedanken und Verwirrung, löst Ängste und harmonisiert die Energie des Stirnchakras.

Asana für die Vorstellungskraft – Garbhasana

- Lassen Sie sich in den Fersensitz nieder. Wenn Sie Probleme mit den Knien haben, können Sie sich die Stellung erleichtern, indem Sie ein Kissen zwischen Po und Beine legen.
- Atmen Sie dreimal tief ein und aus. Lassen Sie anschließend den Oberkörper langsam nach unten sinken, bis die Stirn den Boden berührt. Die Arme legen Sie in dieser Haltung neben dem Körper ab; dabei weisen die Handflächen nach oben.
- Atmen Sie in dieser Haltung dreimal tief ein und aus. Beim Einatmen sprechen Sie innerlich Ihre Intention; beim Ausatmen lassen Sie so weit wie möglich alle Gedanken los.
- Nach dem dritten Ausatmen lösen Sie die Stellung des Kindes und heben den Oberkörper nun wieder Wirbel für Wirbel bis in die Senkrechte. Legen Sie den Kopf in den Nacken – nur leicht, damit Ihnen nicht schwindlig wird –, öffnen Sie die Augen und blicken Sie einige Sekunden nach oben.
- Entspannen Sie sich nun und atmen Sie dreimal tief durch. Wiederholen Sie die Übung anschließend. Führen Sie insgesamt drei Wiederholungen der Übung aus.

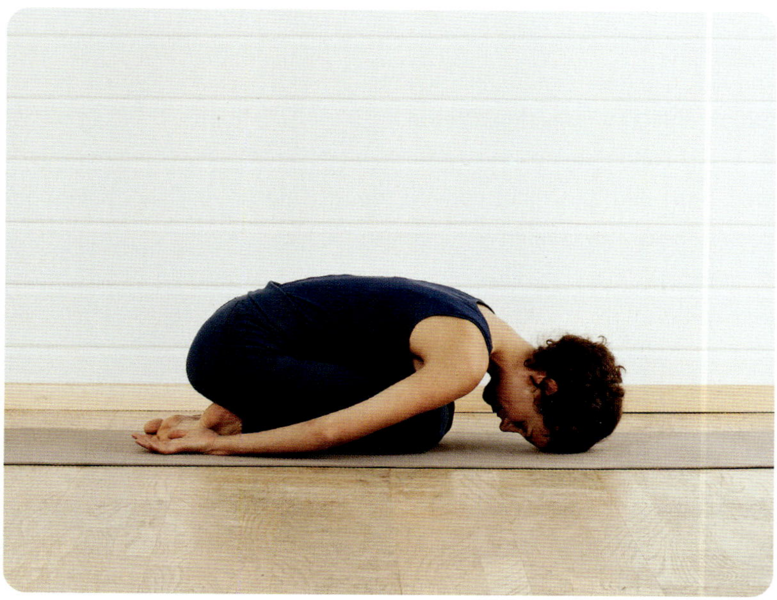

Die Garbhasana oder Stellung des Kindes beruhigt nicht nur Ihre Atmung und Ihren Herzschlag, sie klärt auch unruhige Gedanken.

Variationen

- **Öffnende Variante:** Bevor Sie den Oberkörper nach unten sinken lassen, heben Sie die Hände über den Kopf. Wenn dann die Stirn den Boden berührt, liegen die Hände vor dem Kopf. Dabei berühren sich die beiden Daumen und bilden mit den Zeigefingern ein Dreieck.

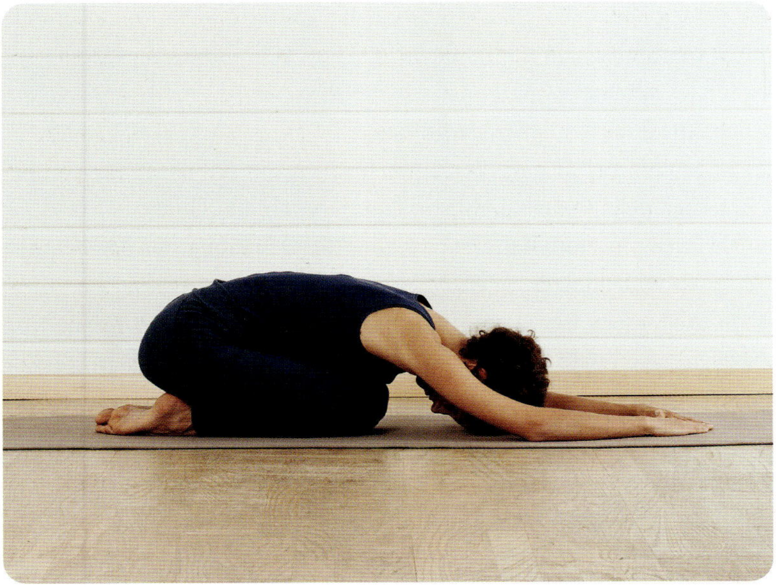

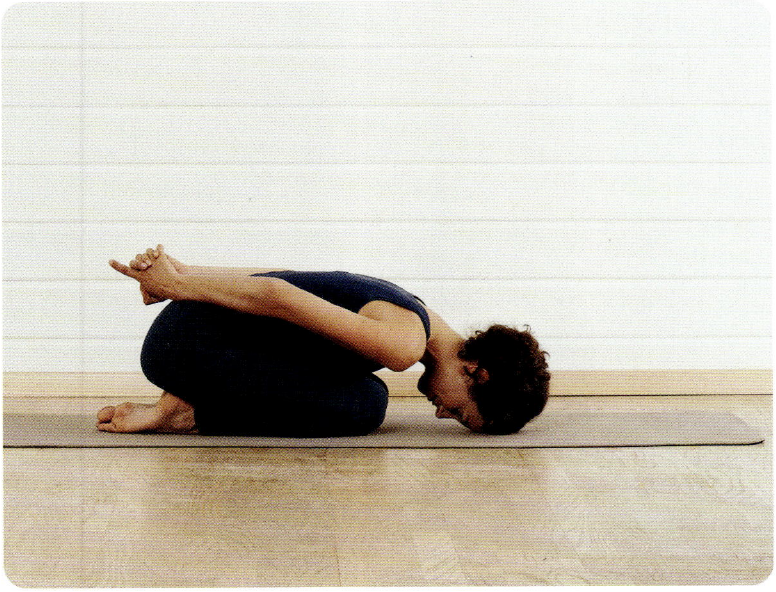

Bei der Garbhasana haben Sie zudem die Wahl zwischen einer öffnenden Variante (oben) und einer rückenstärkenden Variante (unten).

- **Rückenstärkende Variante:** Wenn Sie den Oberkörper abgesenkt haben und die Stirn den Boden berührt, führen Sie die Hände hinter den Rücken und verschränken sie dort (siehe Abbildung S. 121 unten).

Dritter Schritt – Quanten-Yoga-Meditation

Ihre Intention ist nun gut im Bewusstsein und Unterbewusstsein verankert. Jetzt kommen wir zum entscheidenden Schritt, bei dem die Quanteneinstimmung erfolgt: zur Meditation.

- Setzen Sie sich in eine Meditationshaltung, bei der der Rücken mühelos gerade gehalten werden kann und der Atem frei fließt.
- Nehmen Sie die unten beschriebene Mudrahaltung mit den Händen ein (siehe Abbildung S. 123).
- Schließen Sie die Augen und atmen Sie ganz natürlich, ohne den Atem zu beeinflussen.

Mudra für die Vorstellungskraft – Prana-Mudra

Die Prana-Mudra wird gebildet, indem man die Fingerkuppen von Daumen, kleinem Finger und Ringfinger aneinanderlegt, während Mittel- und Zeigefinger gestreckt bleiben. Die Hand liegt, mit dem Handrücken nach unten, im Schoß.

Mit der Zeit werden Sie Ihre Wahrnehmung durch Yogaübungen immer weiter verfeinern. Sie nehmen dann auch die Signale Ihres Körpers genauer wahr.

Meditation für die Vorstellungskraft

- Sie sitzen gerade und still. Der Atem geht ruhig und zwanglos.
- Bleiben Sie einige Atemzüge lang so sitzen und beobachten Sie Ihren Körper. Wo berühren die Füße den Boden, welche Muskeln sind angespannt, wie ist Ihr Gesichtsausdruck, wie bewegt sich Ihr Atem?
- Konzentrieren Sie sich auf Ihr Ajna-Chakra und stellen Sie sich vor, wie ein dunkelblaues Licht dort entsteht.
- Atmen Sie weiter zwanglos und ruhig, ohne einzugreifen. Vergegenwärtigen Sie sich Ihren Problempunkt – Ihr Stirnchakra, das die Wurzel Ihres Problems darstellt. Vergegenwärtigen Sie sich Ihren Harmoniepunkt – die Mudra, in der sich die angenehmen, guten Gefühle konzentrieren.

Nun beginnt der Hauptteil der Quanten-Meditation:

- Atmen Sie dreimal tief ein und aus.

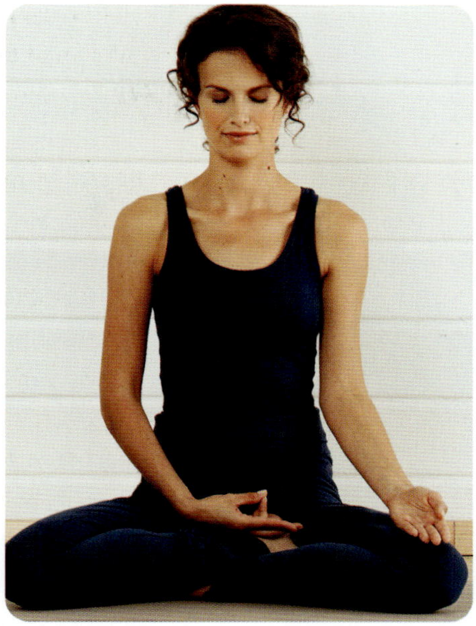

- Wiederholen Sie Ihre Intention dreimal.
- Konzentrieren Sie sich auf Harmonie- und Problempunkt.
- Lassen Sie die beiden Kontaktpunkte in Ihrem Bewusstsein – so weit es Ihnen möglich ist – miteinander verschmelzen.

Tun Sie nun gar nichts mehr. Lassen Sie Ihren Geist still werden. Gedanken, Gefühle oder Wahrnehmungen, die auftauchen, nehmen Sie einfach an. Sie lassen sie kommen … und gehen. Immer wenn Ihr Geist – und sei es nur für winzige Augenblicke – ganz zur Ruhe kommt, tritt Ihr reines Bewusstsein mit der Quantenebene in Kontakt, überträgt die zuvor aufgebaute Intention und löst den Harmonisierungsimpuls aus. Dann findet Heilung statt. Wenn ein Kontaktsignal wie z. B. eine unerwartete körperliche Empfindung auftaucht, nehmen Sie dieses wahr, lassen es aber ebenfalls kommen und gehen. Wenn Ihre Meditation beendet ist, strecken Sie sich, atmen tief ein und aus und beobachten, ob Sie eine Veränderung wahrnehmen können.

Die Prana-Mudra verleiht Ihnen immer dann Energie, wenn Sie sich besonders erschöpft fühlen.

Selbstverwirklichung – siebtes Chakra

Die zentralen Themen des siebten Chakras, des Sahasrara-Chakras, sind Spiritualität, Selbstverwirklichung und Erleuchtung. Es ist Quelle der höchsten Bewusstseinszustände, die Menschen möglich sind. Ein geöffnetes Scheitelchakra erzeugt ein Gefühl tiefsten Friedens und größter Harmonie. Es ermöglicht die Erfahrung des Heilseins und stellt den Kontakt zu der Wirklichkeit her, die jenseits des Denkens und jenseits von Zeit und Raum liegt.

Die Energie des Sahasrara-Chakras hängt mit der Verwandlung der Person zu »Mahatma«, der großen Seele, zusammen. Die Entwicklung des siebten Chakras führt zu wunderbaren Zuständen: Ein tiefer Friede, das Gefühl, mit dem Universum verbunden zu sein, eine unumstößliche Gelassenheit, Zufriedenheit und Glück sind Anzeichen eines aktiven Kronenchakras. Wer diese höchste Bewusstseinsstufe erreicht hat, wird für andere zur Quelle der Kraft und Inspiration.

Vorbereitung – das Problem bestimmen

Das höchste Chakra verbindet uns mit der spirituellen Welt. Sein Hauptthema ist deshalb die Selbstverwirklichung. Vielleicht fragen Sie sich nun, ob sich das nicht widerspricht – nein. Denn findet man zu seinem wahren Selbst, wird man eins mit dem Universum – man hat gefunden, wer man wirklich ist: nicht einfach ein Teil des Ganzen, sondern in gewisser Weise das Ganze selbst, da man mit allem verbunden ist.

Das Hauptthema des siebten Chakras lässt auf den ersten Blick gar nicht ahnen, wie vielfältig sich eine Disharmonie im Bereich der Selbstverwirklichung auswirken kann. Für die Quanteneinstimmung im Quanten-Yoga ist dies jedoch nicht von Bedeutung. Indem Sie Kontakt zur Quantenebene aufnehmen und durch Ihre Heilintention einen Harmonisierungsimpuls setzen, werden Sie mehr erreichen als durch noch so langes Analysieren.

Trotz der Verbundenheit mit allem im Universum ist jeder Mensch einmalig, an diesem ganz besonderen Ort im Kosmos.

Problemkreis Zurückgezogenheit und mangelnde Lebensfreude

Wenn Sie ein Desinteresse am weltlichen Dasein haben, weltfremd sind und sich zurückziehen, ist das in der Regel ein Problem. Es gibt spirituell Suchende, die sich zurückziehen und wenig Interesse an weltlichen Dingen zeigen, weil sie ihr Ich überwunden haben. Doch dann geht die Weltfremdheit mit Heiterkeit und Freude einher. Wenn das nicht der Fall ist, werden Sie unter der Ich-Auflösung leiden und sollten dem entgegensteuern. Dass es weise Einsiedler gibt, bedeutet nicht, dass man durch Weltfremdheit weise wird. Letztlich kann man sich nur durch die Verbindung mit anderen Menschen selbst verwirklichen. Vielleicht kommen die folgenden Heilintentionen für Sie infrage:

- Ich finde mich und meinen Weg in der bunten, wunderbaren Welt.
- Ich erkenne mich in meinen Mitmenschen und liebe das weltliche Treiben, ohne mich darin zu verlieren.

Wenn Sie unter einem Mangel an Lebensfreude leiden, wenn Sie das Gefühl haben, unglücklich zu sein, oder sogar Depressionen Sie quälen, wenn Sie eine geistige Dumpfheit oder Erschöpfung verspüren, ist das ein Signal, dass Sie sich auf dem Weg zu sich selbst verirrt haben. Probieren Sie es mit diesen Heilintentionen:

- Der Quell meiner Lebensfreude sprudelt und belebt mich.
- Ich bin gelassen und heiter, was auch geschehen mag – ich lächle.

Problemkreis Unentschlossenheit und Orientierungslosigkeit

Wenn Sie unter Entscheidungsschwäche leiden, ist dies ebenfalls ein Zeichen, dass Sie sich nicht selbst verwirklichen – Sie wissen nicht recht, was Sie wollen, weil Sie nicht wirklich bei sich sind. Vielleicht helfen Ihnen diese Heilintentionen:

- Ich weiß, was ich will; ich tue, was ich will.
- Ein klarer Weg liegt vor mir – ich sehe hin und sehe die Wegweiser.

Eine solche Unentschlossenheit kann sich dann auch auf körperlicher Ebene massiv bemerkbar machen, etwa durch Kopfschmerzen. Mögliche Heilintentionen:

- Mein Kopf ist klar und leicht und still.
- In meinem Kopf arbeitet es – ich sehe zu und lächle.

Wenn Sie unter Konzentrationsstörungen, Verwirrungszuständen, Vergesslichkeit oder Schlafstörungen leiden, probieren Sie es mit diesen Heilintentionen:

- Ich bin voll und ganz im Hier und Jetzt.
- Ich bin ganz bei mir und genieße die Klarheit und Entspannung.

Das Sahasrara-Chakra ist das oberste der sieben Hauptchakras. Es vereint alle anderen Chakras und ihre jeweiligen Qualitäten.

Erster Schritt – Quanten-Yoga-Pranayama

- Richten Sie Ihre Konzentration auf das Sahasrara-Chakra, das sich an der höchsten Stelle des Schädeldachs, am Scheitelpunkt des Kopfes befindet.
- Strecken Sie Zeige- und Mittelfinger der rechten Hand. Ringfinger und kleiner Finger bilden den Verschluss.
- Atmen Sie tief ein.

Samanu-Pranayama für die Selbstverwirklichung

Nun beginnt der eigentliche Wechselatmungszyklus:

- Verschließen Sie das rechte Nasenloch mit dem rechten Daumen und atmen Sie durch das linke Nasenloch tief aus.

Besondere Hinweise

- **Versuchen Sie, das Gefühl zu bekommen, durch das Sahasrara-Chakra zu atmen. Dadurch bleibt die Konzentration an dieses Chakra gebunden.**
- **Lassen Sie beim Einatmen alle Gedanken und Gefühle los und versuchen Sie zu spüren, wie sich Ihr Sahasrara-Chakra mit Prana (Energie) auflädt.**
- **Übertreiben Sie keinesfalls das Atemanhalten. Bei dieser Pranayama sollte die Dauer des Atemanhaltens länger sein als bei den anderen Chakras; Sie können die Dauer jedoch selbst bestimmen, indem Sie langsamer oder schneller bis acht zählen. Es sollte auf keinen Fall ein unangenehmes Gefühl dabei entstehen – achten Sie auf Ihre Grenzen!**

- Lassen Sie dann, weiterhin durch das linke Nasenloch, die Luft wieder einströmen. Richten Sie beim Einatmen Ihre Konzentration wiederum auf das Sahasrara-Chakra: Stellen Sie sich vor, dass Sie durch das Scheitelzentrum einatmen würden.
- Verschließen Sie nun auch das linke Nasenloch mit dem kleinen Finger und dem Ringfinger, ohne dabei den Daumenverschluss des rechten Nasenlochs zu lösen. Halten Sie den Atem kurz an. Zählen Sie innerlich bis acht.
- Lösen Sie anschließend den Daumen und atmen Sie durch das rechte Nasenloch langsam aus.
- Lassen Sie nun, weiterhin durch das rechte Nasenloch, die Luft wie von selbst wieder einströmen. Richten Sie beim Einatmen Ihre Konzentration erneut auf das Sahasrara-Chakra.
- Verschließen Sie nun auch das rechte Nasenloch wieder mit dem Daumen, ohne den Verschluss mit dem kleinen Finger und dem Ringfinger des linken Nasenlochs zu lösen. Halten Sie den Atem kurz an. Zählen Sie innerlich bis acht.
- Lösen Sie anschließend den Verschluss des linken Nasenlochs und beginnen Sie den Zyklus von vorn. Wiederholen Sie den Wechselatmungszyklus insgesamt siebenmal. Achten Sie dabei auf Ihre Grenzen und übertreiben Sie das Atemanhalten nicht.

Visualisieren Sie bei der Pranayama-Übung, wie sich das Chakra, auf das Sie sich gerade konzentrieren, mit Lebensenergie auflädt.

Zweiter Schritt – Quanten-Yoga-Asana

Die Tatasana oder Bergstellung wirkt sehr zentrierend und aktiviert das Kronenchakra. Unruhige Gedanken werden mit dieser Asana angenehm zur Ruhe gebracht. Nach der Übung werden Sie sich klarer und konzentrierter fühlen.

Achten Sie darauf, dass sich bei der Tatasana Ihr Nacken nicht verspannt.

Asana für die Selbstverwirklichung – Tatasana

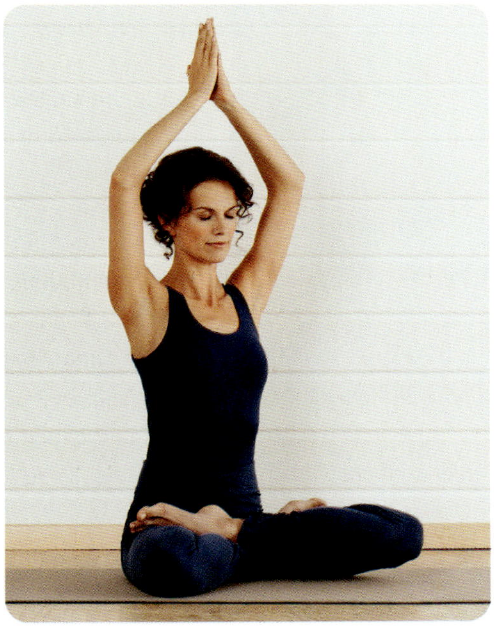

- Nehmen Sie eine sitzende Position ein – ideal wäre der Lotossitz, aber auch jede andere Sitzhaltung, bei der die Wirbelsäule aufgerichtet ist, ist möglich. Atmen Sie dreimal tief durch.
- Schließen Sie nun die Augen und heben Sie die gestreckten Arme seitlich nach oben, bis sich die Handflächen über dem Kopf berühren. Die Finger weisen nach oben, die Wirbelsäule sollte leicht gestreckt werden.
- Atmen Sie in dieser Stellung zehnmal tief ein und aus. Beim Einatmen sprechen Sie innerlich Ihre Intention; beim Ausatmen lassen Sie so weit wie möglich alle Gedanken los.
- Nach dem zehnten Ausatmen führen Sie die Hände vor dem Körper bis vor die Brust; dabei bleiben die Handflächen stets in Kontakt, und die Finger weisen nach oben. In dieser »Gebetshaltung« atmen Sie dreimal tief ein und aus; lassen Sie anschließend die Arme sinken und wiederholen Sie die Übung. Führen Sie insgesamt drei Wiederholungen der Übung aus.

Variationen

- **Nackenschonende Variante:** Wenn Sie Schwierigkeiten haben, die Arme ganz nach oben zu strecken, oder wenn Sie spüren, dass sich Ihr Nacken dabei verspannt, können Sie es sich erleichtern, indem Sie die Arme nicht nach oben strecken, sondern die Handwurzeln auf dem Kopf ruhen lassen (siehe Abbildung S. 128 links).

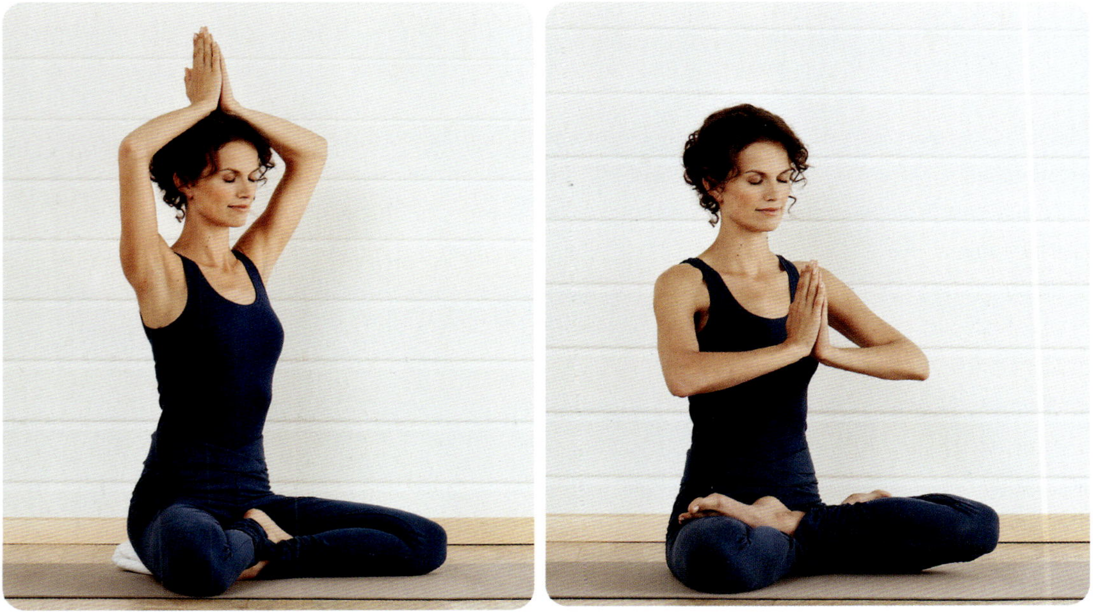

Bei der Tatasana oder Bergstellung haben Sie die Möglichkeit, die Übung in einer nackenschonenden (links) oder in einer atemaktivierenden Variante (rechts) auszuführen.

- **Atemaktivierende Variante:** Führen Sie bei jeder Ausatmung die Hände in die »Gebetshaltung« vor die Brust und strecken Sie sie bei jeder Einatmung.

Dritter Schritt – Quanten-Yoga-Meditation

Ihre Intention ist nun gut im Bewusstsein und Unterbewusstsein verankert. Jetzt kommen wir zum entscheidenden Schritt, bei dem die Quanteneinstimmung erfolgt: zur Meditation.

- Setzen Sie sich in eine Meditationshaltung, bei der der Rücken mühelos gerade gehalten werden kann und der Atem frei fließt.
- Nehmen Sie die folgende Mudrahaltung mit den Händen ein.
- Schließen Sie die Augen und atmen Sie ganz natürlich, ohne den Atem zu beeinflussen.

Mudra für die Selbstverwirklichung – Abhayaprada-Mudra

Diese Mudra wird gebildet, indem die Handfläche nach vorn gewandt wird, die Finger aneinandergelegt werden und nach oben weisen. Die

Hand steht so neben dem Körper, dass sie sich etwa auf Schulterhöhe befindet (siehe Abbildung rechts).

Meditation für die Selbstverwirklichung

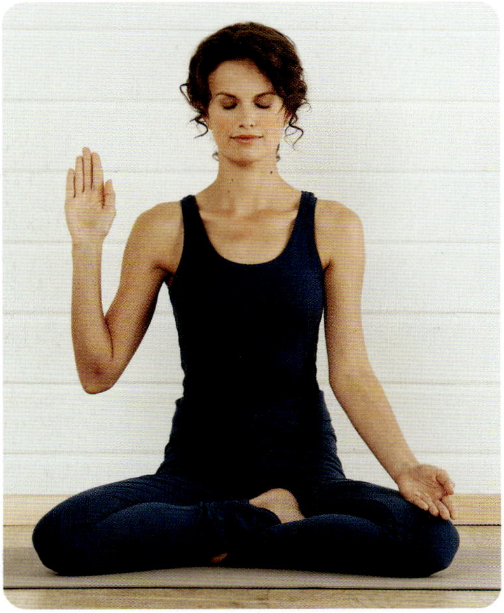

Beim Quanten-Yoga konzentrieren sich die angenehmen, guten Gefühle in der Mudra, wie hier in der Abhaya-prada-Mudra.

- Sie sitzen gerade und still. Der Atem geht ruhig und zwanglos.
- Bleiben Sie einige Atemzüge lang so sitzen und beobachten Sie Ihren Körper. Wo berühren die Füße den Boden, welche Muskeln sind angespannt, wie ist Ihr Gesichtsausdruck, wie bewegt sich Ihr Atem?
- Konzentrieren Sie sich auf Ihr Sahasrara-Chakra und stellen Sie sich vor, wie ein strahlend weißes Licht dort entsteht.
- Atmen Sie weiter zwanglos und ruhig, ohne einzugreifen. Vergegenwärtigen Sie sich Ihren Problempunkt – Ihr Scheitelchakra, das die Wurzel Ihres Problems darstellt. Vergegenwärtigen Sie sich Ihren Harmoniepunkt – die Mudra, in der sich die angenehmen, guten Gefühle konzentrieren.

Nun beginnt der Hauptteil der Quanten-Meditation:

- Atmen Sie dreimal tief ein und aus.
- Wiederholen Sie Ihre Intention dreimal.
- Konzentrieren Sie sich auf Harmonie- und Problempunkt.
- Lassen Sie die beiden Kontaktpunkte in Ihrem Bewusstsein – so weit es Ihnen möglich ist – verschmelzen.

Tun Sie nun gar nichts mehr. Lassen Sie Ihren Geist still werden. Gedanken, Gefühle oder Wahrnehmungen, die auftauchen, nehmen Sie einfach an. Sie lassen sie kommen ... und gehen. Immer wenn Ihr Geist – und sei es nur für winzige Augenblicke – ganz zur Ruhe kommt, tritt Ihr reines Bewusstsein mit der Quantenebene in Kontakt, überträgt die zuvor aufgebaute Intention und löst den Harmonisierungsimpuls aus. Dann findet Heilung statt. Wenn ein Kontaktsignal wie z. B. eine unerwartete körperliche Empfindung auftaucht, nehmen Sie dieses wahr, lassen es aber ebenfalls kommen und gehen. Wenn Ihre Meditation beendet ist, strecken Sie sich, atmen tief ein und aus und beobachten, ob Sie eine Veränderung wahrnehmen können.

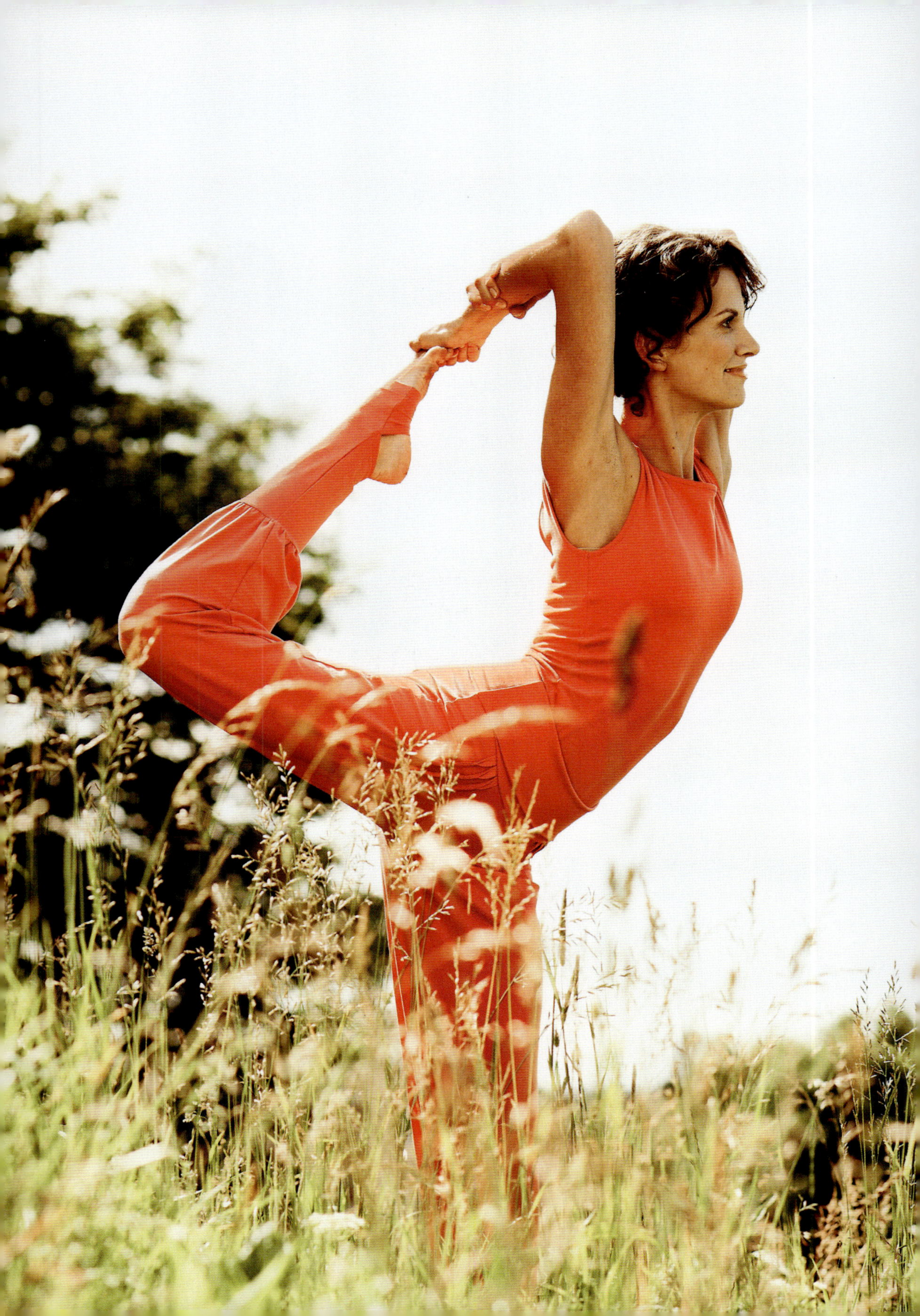

Quanten-Yoga als Übungsweg

Sieben Übungsreihen für Körper, Seele und Geist

Quanten-Yoga ist ein Yoga für die heutige, hektische Welt. Es ermöglicht Ihnen, innerhalb dieser Unruhe eine kleine Insel der Ruhe zu finden – und auf dieser kleinen Insel können Sie einen Schatz bergen, der Ihr Leben verändern wird.

Wenn Sie Quanten-Yoga einsetzen, um Hilfe bei gesundheitlichen oder seelischen Problemen zu finden, brauchen Sie nur eine der 14 Quanten-Yoga-Folgen üben, die in den vorherigen Kapiteln vorgestellt wurden. In einer Viertelstunde können Sie Kontakt mit der Quantenebene aufnehmen, durch Ihre Intention einen Heilimpuls geben und Ihre Probleme auf der grundlegendsten energetischen Ebene lösen. Manchmal genügt ein einziges Mal. Üben Sie regelmäßig, bleibt eine Wirkung kaum aus.

Auf dem beiliegenden Poster finden Sie alle 14 Quanten-Yoga-Übungen auf einen Blick. Wenn Sie es beim Üben an die Wand oder eine Tür hängen, können Sie stets schnell auf die richtige Yogastellung zurückgreifen.

Sieben Übungsreihen

Vielleicht verspüren Sie aber auch den Drang, Quanten-Yoga noch mehr zu einem Teil Ihres Lebens zu machen und sich immer mehr zu vervollkommnen. Voraussetzung dafür ist nur, dass Sie wirklich Freude an den Übungen haben. Im Folgenden erfahren Sie, wie Sie aus den vorgestellten Übungen sinnvolle Programme – insgesamt sieben Übungsreihen – aufbauen können. Auch in diesen Übungsreihen wird das Prinzip des Quanten-Yoga gewahrt: Alle Programme enthalten die Dreigliederung Pranayama–Asana–Meditation, und Sie verbinden mit der Übung auch immer eine Intention.

Lesen Sie die kurzen Erläuterungen zu den Programmen und lassen Sie sich von Ihrer Intuition leiten. Natürlich können Sie auch alle Programme im Wechsel üben. Wichtig ist, dass Sie Freude am Üben empfinden und dass es nie zur Qual, zur Pflicht oder zu einem inneren Zwang wird.

Zur Durchführung der Programme

Auch die Übungsreihen folgen immer dem Ablauf Pranayama–Asana–Meditation. Allerdings wird die Pranayama-Übung nur zu Beginn des Programms ausgeführt, nicht vor jeder Asana. Ein Programm enthält stets eine Folge von Asanas; die ausgewählte Pranayama-Übung passt besonders gut zu diesen Asanas.

Zudem werden Sie auch eine Intention einsetzen – die Intention ist ein unverzichtbarer Teil des Quanten-Yoga. Ihre Intention wiederholen Sie bei jeder Asana – doch nicht bei jeder Wiederholung der Asana, sondern

Die sieben Übungsreihen im Überblick

- **Organreihe – für Gesundheit und Regeneration**
- **Chakrareihe – für spirituelle und seelische Entwicklung**
- **Kleiner Zyklus – kurzes Rundumprogramm**
- **Großer Zyklus – Vollprogramm für Körper, Seele und Geist**
- **Erdungsreihe – zu den Themen Vertrauen, Mut und Lebensfreude**
- **Herzreihe – zu den Themen Öffnung, gesunde Emotionalität und Liebe**
- **Spiritueller Zyklus – Hilfe auf dem spirituellen Weg**

nur bei dem jeweils ersten Durchgang. Bei den Wiederholungen versuchen Sie, Ihren Geist frei von Gedanken und Vorstellungen zu halten. Bei der folgenden Asana sprechen Sie dann wieder innerlich Ihre Intention. Nach der Asanareihe folgt eine Meditation. Wie gewohnt werden Sie als Harmoniepunkt mit den Händen eine Mudrahaltung einnehmen. Ihr Problempunkt ist der Ort, der die körperliche Entsprechung zu Ihrem Problem, Ihrer Krankheit, Ihrem Leiden darstellt.

Für akute Probleme brauchen Sie kein Programm: Eine Quanten-Yoga-Folge reicht aus. Doch wenn Sie mehr wollen, als »nur« ein akutes Problem zu lösen, können Sie Quanten-Yoga zu einem Übungsweg machen.

Die Dauer der Meditation sollte bei den Programmen länger sein; mindestens 15 Minuten. Der Ablauf der Meditation entspricht ansonsten dem, den Sie bereits von den einzelnen Quanten-Yoga-Folgen kennen:

- Sie sitzen gerade und still in einer Meditationshaltung, die Sie für die Dauer der Übung bequem einnehmen können, und atmen entspannt.
- Dann atmen Sie dreimal tief ein und aus, wiederholen dreimal Ihre Intention, konzentrieren sich auf Ihren Problem- und Harmoniepunkt und lassen die beiden Kontaktpunkte in Ihrem Bewusstsein – so weit es Ihnen möglich ist – verschmelzen.
- Dann lassen Sie Ihren Geist still werden. Gedanken, Gefühle oder Wahrnehmungen, die auftauchen, lassen Sie einfach kommen und gehen, ohne einzugreifen.
- Wenn Ihre Meditation beendet ist, strecken Sie sich, atmen tief ein und aus und beobachten, ob Sie eine Veränderung wahrnehmen.
- Ruhen Sie anschließend noch ein wenig und beenden Sie Ihr Quanten-Yoga-Programm.

Organreihe – für Gesundheit und Regeneration

- **Dauer:** etwa 50 Minuten

Dieses Programm eignet sich vor allem für jene, die immer wieder mit ihrer Gesundheit zu kämpfen haben. Natürlich haben häufige Gesundheitsprobleme auch seelische Wurzeln – doch auch die Quanten-Yoga-Folgen sind ja niemals ausschließlich körperlich oder seelisch wirksam. Die Organreihe ist ein Programm, das die Hilfe bei körperlichen Problemen ganz in den Mittelpunkt stellt. Wir werden dabei einfach alle Organsysteme durchgehen. Ihre Intention bezieht sich dann natürlich auch vor allem auf das Körperliche, beispielsweise:

- Ich fühle mich rundum wohl und zu Hause in meinem Körper.
- Alles heilt in mir, und ich sehe voller Staunen dabei zu.

Abfolge

- **Pranayama:** Kapalabhati (siehe S. 50)
- **Asanas:** Trikonasana (Dreieck, siehe S. 77), Sethu Bandhasana (Brücke, siehe S. 63), Virabhadrasana (Heldenstellung, siehe S. 37), Ardha Matsyendrasana (Drehsitz, siehe S. 43f.), Natarajasana (Herr des Tanzes,

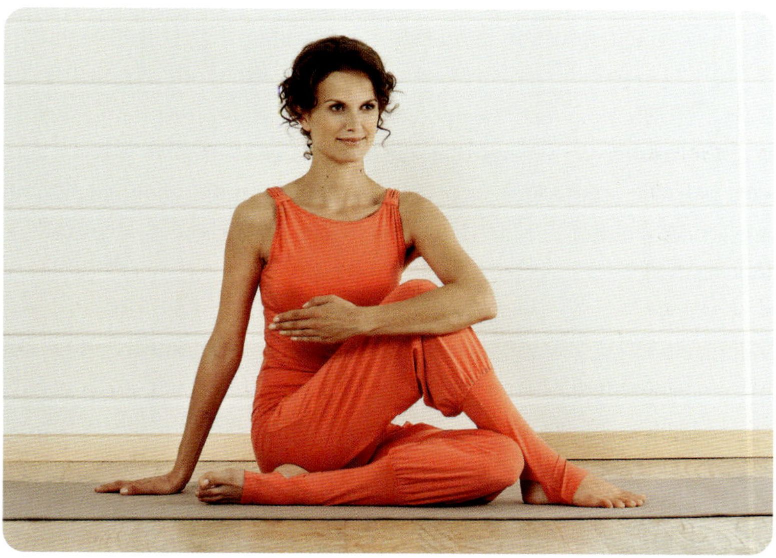

Die Ardha Matsyendrasana oder Drehsitzhaltung ist Bestandteil der Organreihe, die insbesondere Ihrer Gesundheit und Regeneration dient.

siehe S. 56f.), Sarvangasana (Schulterstand, siehe S. 50f.), Vrikshasana (Baum, siehe S. 71)

- **Meditation:** Erster Kontaktpunkt (Harmoniepunkt): Uttarabodhi-Mudra (siehe S. 73); als Problempunkt in dieser Meditation wählen Sie entweder ein körperliches Problem, das Sie besonders ansprechen wollen – und damit eine Stelle am Körper, die dieses Problem repräsentiert – oder aber das Muladhara-Chakra (Wurzelchakra).

Chakrareihe – für spirituelle Entwicklung

- **Dauer:** etwa 60 Minuten

Dieses Programm eignet sich für all jene, deren Hauptanliegen die spirituelle Entwicklung, die seelische Entfaltung und die Selbstverwirklichung ist. Die Chakrareihe stellt, wie der Name schon sagt, die Chakras ganz in den Vordergrund – da die Chakras nicht ausschließlich geistig wirken, ist dieses Programm ganzheitlich und wird auch Ihrem Körper sehr guttun. Ihre Intention bezieht sich vor allem auf Ihre geistig-seelische Entwicklung, beispielsweise:

- Ich spüre, wie sich meine Erkenntnis weitet und Gelassenheit und Heiterkeit einkehren.
- Meine Seele heilt und vervollkommnet sich, und in mir sind Klarheit und Freude.

Vertrauen Sie Ihrer Intuition – sie wird Ihnen sagen, welches Programm Ihrem Körper, Ihrer Seele und Ihrem Geist in diesem Moment am wohlsten tut.

Abfolge

- **Pranayama:** Bei diesem Programm führen Sie zwei Pranayama-Übungen aus, die Kapalabhati (siehe S. 50) und die Nadi Shodhana (Wechselatmung). Für Letztere verschließen Sie ein Nasenloch, atmen vier Pulsschläge ein, verschließen beide Nasenlöcher, halten den Atem zwölf Pulsschläge lang an, öffnen das andere Nasenloch und atmen acht Pulsschläge aus. Dann atmen Sie durch das gleiche Nasenloch ein. Führen Sie sieben Wiederholungen für jedes Chakra aus und stellen Sie sich immer beim Einatmen vor, dass das Chakra atmet. Insgesamt sind es 49 Wiederholungen. Achten Sie unbedingt auf Ihre Grenzen und übertreiben Sie es vor allem nicht beim Atemanhalten! Es macht nichts, wenn das Atemanhalten kürzer ist – im Laufe der Zeit können Sie das steigern.

- **Asanas:** Die Asanas können in dieser Reihenfolge oder aber der umgekehrten Reihenfolge geübt werden. Die erste Folge führt zur aufsteigenden seelischen Entwicklung, die zweite dient dazu, mehr zu erden: Kakasana (Krähe, siehe S. 87), Nakarasana (Krokodil, siehe S. 93f.), Purvothasana (schräge Stellung, siehe S. 99f.), Bhujangasana (Kobra, siehe S. 105f.), Matsyasana (Fisch, siehe S. 112f.), Garbhasana (Stellung des Kindes, siehe S. 120), Tatasana (Bergstellung, siehe S. 127).
- **Meditation:** Erster Kontaktpunkt (Harmoniepunkt): Hakini-Mudra (siehe S. 79); der Problempunkt in dieser Meditation ist entweder ein Chakra, das Sie besonders ansprechen wollen – Sie können dann bei jeder Übungssitzung das Chakra wechseln und so innerhalb einer Woche alle Chakras durchlaufen –, oder aber die Aura als Ganzes, was allerdings ein gut entwickeltes Vorstellungsvermögen verlangt.

Kleiner Zyklus – kurzes Rundumprogramm

- **Dauer:** etwa 40 Minuten

Dieses Programm ist für jeden geeignet, der ein wenig mehr Quanten-Yoga üben möchte, dem aber eines der langen Programme zu viel ist und der auch keinen besonderen Anlass hat. Dennoch ist eine gute Intention natürlich auch hier wichtig, beispielsweise:

- Mein Körper und meine Seele sind eins mit sich und der Welt.
- Jeder Tag gibt mir Gelassenheit und Heiterkeit.

Allen, die mehr Quanten-Yoga praktizieren wollen, denen es jedoch etwas an Zeit mangelt, sei der Kleine Zyklus, das kurze Rundumprogramm, empfohlen.

Abfolge

- **Pranayama:** Nadisuddhi-Pranayama (siehe S. 36)
- **Asanas:** Garbhasana (Stellung des Kindes, siehe S. 120), Matsyasana (Fisch, siehe S. 112f.), Sarvangasana (Schulterstand, siehe S. 50f.), Ardha Matsyendrasana (Drehsitz, siehe S. 43f.), Natarajasana (Herr des Tanzes, siehe S. 56f.)
- **Meditation:** Erster Kontaktpunkt (Harmoniepunkt): Garuda-Mudra (siehe S. 52); als Problempunkt in dieser Meditation wählen Sie entweder ein körperliches oder seelisches Problem, das Sie besonders ansprechen wollen – und wählen dazu eine Stelle am Körper, die dieses Problem repräsentiert –, oder aber das Svadhistana-Chakra (Wurzelchakra).

Großer Zyklus – Vollprogramm

- **Dauer:** etwa 90 Minuten

Dieses Programm eignet sich für Sie, wenn Sie keine starken akuten Beschwerden haben, aber gute Erfolge mit Quanten-Yoga hatten und Yoga zu Ihrem Weg machen wollen. Mit Ihrer Intention können Sie entweder einzelne Schwachpunkte ansprechen, um so immer mehr zu wachsen, oder aber Sie halten Ihre Intention allgemein, um Ihre ganzheitliche Entwicklung voranzubringen.

Abfolge

- **Pranayama:** Für dieses Programm machen Sie zwei Pranayama-Übungen, die Kapalabhati (siehe S. 50) und die Bhastrika (siehe S. 62).
- **Asanas:** Trikonasana (Dreieck, siehe S. 77), Kakasana (Krähe, siehe S. 87), Sethu Bandhasana (Brücke, siehe S. 63), Nakarasana (Krokodil, siehe S. 93f.), Sarvangasana (Schulterstand, siehe S. 50f.), Purvothasana (schräge Stellung, siehe S. 99f.), Bhujangasana (Kobra, siehe S. 105f.), Ardha Matsyendrasana (Drehsitz, siehe S. 43f.), Garbhasana (Stellung des Kindes, siehe S. 120), Tatasana (Bergstellung, siehe S. 127), Vrikshasana (Baum, siehe S. 71)

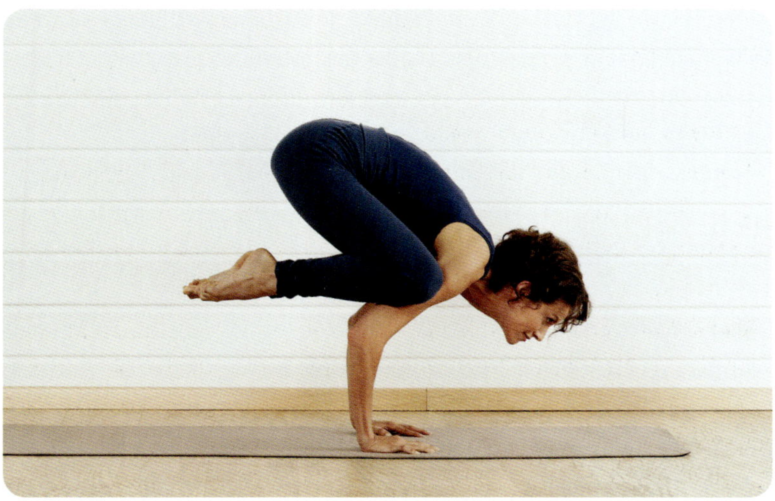

Geübte können die Kakasana oder Krähenstellung in dieser artistisch anmutenden Variante ausführen.

- **Meditation:** Erster Kontaktpunkt (Harmoniepunkt): Agni-Mudra (siehe S. 101); immer wenn Sie gerade ein aktuelles Problem haben, wählen Sie eine Stelle am Körper, die dieses Problem repräsentiert, als Problempunkt. Sie sollten aber, wenn Sie gerade kein Problem belastet, nicht aktiv nach einem suchen! Wählen Sie dann am besten das Manipura-Chakra (Nabelchakra) als zweiten Kontaktpunkt.

Erdungsreihe – Vertrauen, Mut und Lebensfreude

- **Dauer:** etwa 40 Minuten

Dieses Programm eignet sich vor allem für jene, die das Gefühl haben, nicht mit beiden Füßen in der Welt zu stehen. Dieses Programm ist auch gut für Sie, wenn Sie das Gefühl haben, dass eigentlich mehr in Ihnen steckt, als Sie bisher verwirklichen konnten. Nehmen Sie sich ausreichend Zeit, um eine gute, für Sie passende Intention zu entwickeln.

Für Quanten-Yoga müssen Sie Ihr Problem nicht medizinisch exakt diagnostizieren – und Sie müssen auch nicht aktiv nach einem suchen! Sie können Quanten-Yoga auch einfach zur allgemeinen energetischen Stärkung ausüben.

Abfolge

- **Pranayama:** Sitkari-Pranayama (siehe S. 42)
- **Asanas:** Vrikshasana (Baum, siehe S. 71), Nakarasana (Krokodil, siehe S. 93f.), Bhujangasana (Kobra, siehe S. 105f.), Sethu Bandhasana (Brücke, siehe S. 63), Vrikshasana (Baum, siehe S. 71)
- **Meditation:** Erster Kontaktpunkt (Harmoniepunkt): Kalesvara-Mudra (siehe S. 39); als zweiter Kontaktpunkt (Problempunkt) bieten sich das Muladhara-Chakra (Wurzelchakra) oder das Svadhisthana-Chakra (Sakralchakra) an. Wenn Sie gerade ein aktuelles Problem haben, wählen Sie eine Stelle am Körper, die dieses Problem repräsentiert.

Herzreihe – Öffnung, Emotionalität und Liebe

Dauer: etwa 40 Minuten

Dieses Programm eignet ganz besonders für Sie, wenn Sie den Eindruck haben, dass Gefühle eine größere Rolle in Ihrem Leben spielen sollten – vielleicht fühlen Sie sich manchmal ein wenig anders als andere Menschen. Die Herzreihe ist auch dann gut für Sie, wenn Sie »zu gut für diese Welt« sind und von anderen Menschen ausgenutzt werden. Die Herzreihe hilft dabei, eine Liebe für sich selbst und die Menschen harmonisch zu entwickeln. Denken Sie gut darüber nach, was die ideale Intention für Sie persönlich ist.

Abfolge

- **Pranayama:** Nadisuddhi-Pranayama (siehe S. 36)
- **Asanas:** Virabhadrasana (Heldenstellung, siehe S. 37), Ardha Matsyendrasana (Drehsitz, siehe S. 43f.), Bhujangasana (Kobra, siehe S. 105f.), Matsyasana (Fisch, siehe S. 112f.), Vrikshasana (Baum, siehe S. 71)
- **Meditation:** Erster Kontaktpunkt (Harmoniepunkt): Anahata-Vaayu-Mudra (siehe S. 108); als zweiten Kontaktpunkt (Problempunkt) nehmen Sie am besten das Anahata-Chakra (Herzchakra).

Nur wer sich selbst so akzeptiert, wie er ist, nur wer sich selbst liebt, kann auch anderen Menschen Toleranz und Liebe entgegenbringen.

Spiritueller Zyklus – Hilfe auf dem spirituellen Weg

- **Dauer:** etwa 40 Minuten

Dieses Programm eignet sich für Menschen, denen nichts so wichtig ist wie ihre spirituelle Entwicklung, die dabei aber das Gefühl haben, immer wieder Irrwegen zu folgen, und die unsicher sind. Für die spirituelle Entwicklung ist es wichtig, sowohl mit beiden Beinen auf der Erde zu stehen als auch seine seelischen Flügel zu entdecken. Überlegen Sie gut, welche Intention wirklich zu Ihnen passt; entscheiden Sie nicht mit dem Kopf allein, sondern folgen Sie Ihrer Intuition und Ihren Gefühlen.

Abfolge

- **Pranayama:** Für dieses Programm führen Sie zwei Pranayama-Übungen aus, die Kapalabhati (siehe S. 50) und die Nadi Shodhana (Wechselatmung). Für Letztere verschließen Sie ein Nasenloch, atmen vier Pulsschläge ein, verschließen beide Nasenlöcher, halten den Atem acht Pulsschläge lang an, öffnen das andere Nasenloch und atmen acht Pulsschläge aus. Dann atmen Sie durch das gleiche Nasenloch ein. Führen Sie mindestens zehn Wiederholungen durch und steigern Sie sich allmählich bis zu 50 Wiederholungen. Achten Sie aber unbedingt auf Ihre Grenzen und übertreiben Sie es nicht beim Atemanhalten! Sie können die Dauer des Atemanhaltens im Laufe der Zeit steigern.

- **Asanas:** Vrikshasana (Baum, siehe S. 71), Garbhasana (Stellung des Kindes, siehe S. 120), Tatasana (Bergstellung, siehe S. 127), Natarajasana (Herr des Tanzes, siehe S. 56f.), Tatasana (Bergstellung, siehe S. 127)
- **Meditation:** Erster Kontaktpunkt (Harmoniepunkt): Abhayaprada-Mudra (siehe S. 128f.); der zweite Kontaktpunkt (Problempunkt) für dieses Programm ist das Sahasrara-Chakra (Scheitelchakra) oder das Muladhara-Chakra (Wurzelchakra). Welchen Kontaktpunkt Sie wählen, hängt davon ab, ob Sie eher zu wenig Bodenhaftung haben – dann wählen Sie das Muladhara-Chakra – oder ob das Weltliche Sie zu stark im Griff hat – in diesem Fall ist es besser, das Sahasrara-Chakra als zweiten Kontaktpunkt zu wählen.

Wir können gespannt sein, was die Zukunft bringt, wenn uralte Weisheiten und neueste wissenschaftliche Erkenntnisse weiter Hand in Hand gehen.

Schlusswort

Ich möchte Ihnen mit Quanten-Yoga ein Mittel an die Hand geben, Ihre Schwierigkeiten, Leiden, Probleme und Krankheiten zu lindern. Die Möglichkeit der Quanteneinstimmung hebt viele Wege auf eine neue Ebene, sogar eine so alte Lehre wie Yoga profitiert von den neuen Erkenntnissen. Wir können alle gespannt darauf sein, was die Zukunft bringt. Ich wünsche Ihnen alles Gute und viel Erfolg auf Ihrem Weg!

Dieses Buch ist nun bereits mein zehntes Buch in zwölf Jahren. Ich meine, es ist an der Zeit, mich bei einigen Menschen zu bedanken: allen voran meine wunderbaren Lektoren, die mich nun auch in den Irisiana-Verlag begleitet haben, Frau Stuhldreier und Herr Beier.

Eigentlich muss ich mich bei jedem Menschen bedanken, dem ich begegnet bin, denn jeder hat auf irgendeine Weise meinen Weg beeinflusst. Meine Großeltern und meine Eltern, meine Brüder, meine Lehrer in Indien, den USA und Deutschland, einfache Menschen, die mir neue Einsichten gaben. Ihnen allen gilt mein Dank.

Namasté!

Toronto, im Mai 2012

Literatur

Avalon, Arthur: *Die Schlangenkraft.* O.W. Barth bei Scherz, München 2003

Bartlett, Richard: *Matrix Energetics.* VAK, Kirchzarten 2010

Bohm, David: *Die implizite Ordnung.* Goldmann, München 1989

Chopra, Deepak: *Die heilende Kraft. (Quantum Healing)* Droemer Knaur, München 1995

Govinda, Kalashatra: *Aura-Praxisbuch. Mit allen Sinnen verborgene Energien wecken.* Südwest, München 2005

Govinda, Kalashatra: *Chakra-Heilmeditation: Zur Harmonisierung der persönlichen und spirituellen Entwicklung.* Südwest, München 2009

Govinda, Kalashatra: *Chakra-Mudra-Karten: Spirituelle Energie im Alltag nutzen.* Lotos, München 2007

Govinda, Kalashatra: *Chakra-Praxis 1–7: Yogaübungen – Heilmeditationen – Tiefenentspannung [Audiobook].* Goldmann, München 2009

Govinda, Kalashatra: *Chakra-Praxisbuch. Spirituelle Übungen für Gesundheit, Harmonie und innere Kraft.* Südwest, München 2009

Govinda, Kalashatra: *Im Licht. Spirituelle Führung bis zur Meisterschaft.* Südwest, München 2010

Heede, G., und W. Schriewersmann: *Matrix Inform: Heilung im Licht der Quantenphysik – Selbstanwendung leicht gemacht.* Irisiana, München 2012

Heisenberg, Werner: *Physik und Philosophie.* (7. Aufl.) Hirzel, Stuttgart 2006

Heisenberg, Werner: *Quantentheorie und Philosophie: Vorlesungen und Aufsätze.* Reclam, Ditzingen 1986

Iyengar, B. K. S.: *Licht auf Yoga: Yoga Dipika. Das grundlegende Lehrbuch des Hatha-Yoga.* O.W. Barth bei Scherz, München 2005

Kinslow, Frank: *Quantenheilung.* VAK, Kirchzarten 2009

Leadbeater, C.W.: *Die Chakras.* Aquamarin, Grafing 2004

Long, Fei: *Quantenheilung leicht gemacht: Wie sie funktioniert, wie sie wirkt, wie man sie jetzt anwendet.* Sphinx, München 2011

Paramhans Swami Maheshwarananda: *Die verborgenen Kräfte im Menschen: Chakras und Kundalini.* Ibera, Wien 2002

Patanjali: *Die Wurzeln des Yoga.* O.W. Barth bei Scherz, München 2005

Seitz, A.K: *Kundalini-Yoga.* Rowohlt, Reinbek 1999

Swami Radha Sivananda: *Das Geheimnis des Hatha-Yoga: Symbolik – Deutung – Praxis.* Schirner, Darmstadt 2006

Swami Sivananda: *Yoga für Körper und Seele.* Dorling Kindersley, München 2009

Swami Vivekananda: *Vedanta – Der Ozean der Weisheit: Eine Einführung in die spirituellen Lehren und die Grundlagen des geistigen Yoga in der indischen Vedanta-Tradition.* O.W. Barth, München 2006

Upanishaden. *Die Geheimlehre des Veda,* übersetzt von Paul Deussen. Nach der Originalausgabe von Deussens *Sechzig Upanishad's des Veda* (Leipzig, 1897) herausgegeben und eingeleitet von Peter Michel. marixverlag, Wiesbaden 2006

Verzeichnis der Übungen

Im Folgenden finden Sie ein Verzeichnis aller Pranayama-Übungen, Asanas und Mudras, die in diesem Buch vorgestellt werden.

Pranayama-Übungen

Asanas

Mudras

Übungsreihen

Register

Impressum

Programmleitung: Karin Stuhldreier

Projektleitung: Sven Beier

Redaktion: Dr. Ulrike Kretschmer, München

Gesamtproducing und Layout: vm-grafik, Veronika Moga, München

Umschlaggestaltung: Geviert — Büro für Kommunikationsdesign, München

Korrektorat: Susanne Langer

Druck und Bindung: Alcione, Lavis

Printed in Italy

ISBN: 978-3-424-15167-1

817 2635 4453 6271

Bildnachweis

Bildredaktion und Leitung der Fotoproduktion: Annette Mayer

Bildnachweis: Getty Images, München: 4 (Digital Vision/RF), 21 (Medio Images/RF); iStockphoto: 14 (sidsnapper), 24 (Sava Alexandru); Shutterstock: U1 (Chepko Danil Vitalevich)

Fotografie: Astrid M. Obert | www.astridobert.com

Fotoassistenz: Saskia Hofmann

Styling: Katrin Nagelmüller/Agentur Shine

Haare/Make-up: Giulia Thalmair/Agentur Phoenix

Model: Kesari/Klee Model Management

Wir danken Kamah Yoga and Style (www.kamahyoga.com) und Wellicious (www.wellicious.com) für die freundliche Unterstützung der Fotoproduktion.

Hinweis für unsere Leser

Vorliegendes Buch ist sorgfältig erarbeitet worden. Dennoch erfolgen alle Angaben ohne Gewähr. Weder Autor noch Verlag können für eventuelle Schäden, die aus den im Buch gemachten Hinweisen resultieren, eine Haftung übernehmen.

MIX
Papier aus verantwortungsvollen Quellen
FSC® C021956
FSC www.fsc.org

Verlagsgruppe Random House FSC®-DEU-0100

Das für dieses Buch verwendete FSC®-zertifizierte Papier *Profimatt* liefert Sappi, Ehingen.